國家古籍出版

專項經費資助項目

全漢三國六朝唐宋方書輯稿

顧問 余瀛鰲

范東陽方

東晉·范汪 撰

范行準 輯佚

梁 峻 整理

中醫古籍出版社
Publishing House of Ancient Chinese Medical Books

圖書在版編目（CIP）數據

范東陽方/（東晉）范汪撰；范行準輯佚；梁峻整理.
—北京：中醫古籍出版社，2019.2
（全漢三國六朝唐宋方書輯稿）
ISBN 978-7-5152-1445-0

Ⅰ.①范… Ⅱ.①范… ②范…③梁… Ⅲ.①方書–中國–東晉時代 Ⅳ.①R289.3

中國版本圖書館CIP數據核字（2017）第086498號

全漢三國六朝唐宋方書輯稿
范東陽方　東晉·范汪 撰
范行準 輯佚　梁峻 整理

策劃編輯　鄭　蓉
責任編輯　宋長恆
封面設計　韓博玥
封面插圖　趙石濤
出版發行　中醫古籍出版社
社　　址　北京東直門內南小街16號（100700）
印　　刷　北京博圖彩色印刷有限公司
開　　本　850mm×1168mm　32開
印　　張　11.875
字　　數　160千字
版　　次　2019年2月第1版　2019年2月第1次印刷
印　　數　0001~3000冊
書　　號　ISBN 978-7-5152-1445-0
定　　價　48.00圓

序

在國家古籍整理出版專項經費資助下，《范行準輯佚中醫古文獻叢書》十一種合訂本于二〇〇七年順利出版。由於經費受限，范老的輯稿没有全部整理付梓。學界專家看到這十一種書的輯稿影印本後，評價甚高，建議繼續籌措經費出版輯稿。有人建議合訂本太厚，不利于讀者選擇性地購讀，故予改版分册出版（其中包括新整理本）。

中國醫藥學博大精深，存留醫籍幾近中華典籍的三分之一。究其原因，昔秦始皇焚書，『所不去者，醫藥卜筮種樹之書』。漢興，經李柱國和向歆父子等整理，《漢書·藝文志》收載方技（醫藥）類圖書，分醫經、經方、房中、神仙四類，二〇五卷，歷經改朝换代、戰事動蕩，醫籍忽聚忽散，遭受所謂『五厄』『十厄』之命運。然而，由於引經據典是古人慣常的行文方法，所以『必托之于神農黄帝而後能入説』。前代或同代醫籍被他人引用、注明出處便構成傳承的第一個環節。唐代醫學、文獻學大家王燾就是這個環節的楷模。正是由於這個引用環節的存在，爲輯佚奠定了基礎，即一旦被引用的醫籍散佚，還可以從引用醫籍中予以輯録，這是傳承的第二個環節。范行準先生集平生精力，輯佚出全漢三國六朝唐宋方書七十一種。其中毛筆小楷輯稿五十八種一二二冊，鋼筆輯稿十三種十三冊。除其中有人已輯佚出版或輯稿内容太少外，本套書收載的是從未面世的輯佚稿計二十多種，十分珍貴。爲方便今人理解，特邀專家爲每種書作解題，同時也適度包含考證考異内容，前後呼應，以體現這套叢書的相對整體性。

輯稿作爲珍貴的資源，一是因爲它靠人力從大量存世文獻中精審輯出包括今人不易看到的内容。以《删繁方》爲例，該書有若干内容引自《華佗録袟》，不僅通過輯稿可以看清《删繁方》原貌，而且據此還可以看到《華佗録袟》的部分内容。這不僅對當今學術的古代溯源循證具有重要價值，對未來學術傳承也具有重大意義。二是雖然輯稿不一定能恢復原書全貌，或辨清原書作者、成書年代等項仍存在大量需要考證考異的問題，但正是這些不完善之處，却給後世學者提出了有學術研究價値的問題，如《華佗録袟》冠名華佗，而華佗因不與曹操合作遇害，留存文獻本就不多，即使存世的華佗《中藏經》，時至今日仍有爭議，那么，《華佗録袟》的眞正作者是誰？輯稿提供的線索對進一步考明其眞相也有意義。

范老輯稿大多依據唐代文獻學家王燾《外台秘要》中著録的引用文獻出處輯出，但又不是全部，部分學術内涵還有《醫心方》《華佗録袟》等古文獻著録的線索。以此爲例，王燾原創的方法正是胡適先生所謂『歷史觀察方法』的學術源頭實例，也是文藝復興以來科學研究强調觀察和實驗兩個車輪之一。所謂觀察，不是針對一時一地的少量事物，而是大樣本長時段的歷史性觀察。天文學的成果就是通過這種方法取得的。中醫學至今還在使用這種方法。所謂聚類，本來是數理統計學中多元分析的一個分支，但用在文獻聚類中也是行之有效的方法。因爲中醫的藏象學説本身就是取類比象，其辨證也多采用類辨、象辨等方法，再説《周易·系辭》早就告誡人們『方以類聚』，聚類思想當然也是中醫藥學優秀文化傳統。梁峻教授申請承擔國家軟科學研究計劃『中醫歷史觀察方法的聚類研究』（2009GXQ6B150），圍繞文獻的引用、被引用以及圖書散佚、輯佚等基本問題，運用聚類原理，應用計算機技術，從理論到實踐，闡述了中醫學術傳承中的文獻傳承范式，揭示了歷史觀察方法的應用價值。

輯稿既然在文獻傳承中具有關鍵作用，二〇一五年，經中醫古籍出版社積極響應，以《全漢三國六朝唐宋方書輯稿》爲題，又申請到國家古籍整理出版專項經費。以此爲契機，項目組成員重振旗鼓，經共同努力，將二十種散佚古籍之輯稿，重新整理編撰爲二十冊，并轉换成繁體字版，以便於台港澳地區以及日本等國學者參閱。值此輯稿即將付梓之際，本人聊抒感懷以爲序！

中國中醫科學院中國醫史文獻研究所原所長、

榮譽首席研究員、全國名中醫

余瀛鰲

戊戌年初秋于北京

原序

追求健康長壽是人類共同的夙願。秦皇漢武雖曾尋求過長生不死之藥，然而，死亡却公平地對待他們和每一個人。古往今來，人類爲延緩死亡、提高生存質量付出過巨大努力，亦留下許多珍貴醫籍。其承載的知識，乃是人們長期觀察積累、分析判斷、思辨應對的智慧結晶，并非故紙一堆，有可利用的一面。

醫籍損毁的人爲因素少。始皇不焚醫書，西漢侍醫李柱國和向歆父子對醫籍都進行過整理，但由於戰亂等各種客觀原因，醫籍和其他典籍一樣忽聚忽散，故有『五厄』『十厄』等説。宋以前醫籍散佚十分嚴重。就輯佚而言，章學誠認爲，自南宋王應麟開始，好古之士踵其成法，清代大盛。然輯佚必須辨僞，即甄别軼文僞誤、訂正編次錯位、校注貼切，否則，愈輯愈亂。

已故著名醫史文獻學大家范行準先生，生前曾在《中華文史論叢》第六輯發表《兩漢三國南北朝隋唐醫方簡録》一文。該文首列書名，次列書志著録，再次列撰人，最後列據輯諸書，將其所輯醫籍給出目録，使讀者一目了然。由於種種原因，范行準先生這批輯稿未能問世。近年，范行準先生之女范佛嬰大夫多次與筆者商討此批輯稿問世問題，筆者也曾和洪曉、瑞賢兩位同事拜讀輯稿并委托洪曉先生撰寫整理方案，雖想過一些辦法，均未果。去年，經鄭蓉博士選題、劉從明社長批準上報申請出版補貼，國家古籍整理出版規劃領導小組成員余瀛鰲先生斡旋得以補貼。于是，由余先生擔任顧問，筆者與洪曉、曉峰兩位同事分工核實資料、撰寫解題，劉社長和鄭博士負責整理編排影印輯稿，大家共同努力，終于使第一批輯稿得以問世。

本次影印之輯稿，精選晉唐方書十一種二十册，上自東晉《范東陽方》，下迄唐代《近效方》，多屬未刊印之輯複者。各書前寫有解題，説明考證相關問題、介紹内容梗概、提示輯稿價值等。其中，《删繁方》《經心録》《古今録驗方》《延年秘録》之解題由梁峻撰寫，《范東陽方》《集驗方》之解題由李洪曉撰寫，《纂要方》《必效方》《廣濟方》《産寶》《近效方》之解題由胡曉峰撰寫。爲保持輯稿原貌，卷次闕如、内容散漫者，仍依其舊。所收《刪繁方》一書，雖作者謝士泰生平里籍考證不詳，但其内容多引自佚書《華佗録袟》，該書存有中醫理論在古代的不同記載，如皮、肉、筋、骨、脈、髓之辨證論治方法等。現代著名中醫學家王玉川先生曾提示筆者要重視此書的研究，筆者亦曾研讀，并指導幾位研究生從不同角度開展工作，多有收穫。

范行準先生之輯稿，均很珍貴，具有重要的文獻與研究價值。此次影印出版，定名爲《范行準輯佚中醫古文獻叢書》，其他輯佚图書將陸續影印出版。筆者相信，輯稿影印本問世，對深入研究晉唐方書必將産生重要作用。欣喜之際，謹寫此文爲序。

梁　峻

二〇〇六年夏於北京

《范東陽方》解題

（李洪曉）

《范東陽方》又名《范汪方》，方書。編撰者范汪（約三〇九至三七二年），字玄平，東晉順陽（河南内鄉）人。宦門出身，曾任東陽太守，故人稱『范東陽』，兼通醫術，是當時有名的醫家。《太平御覽》稱其『性仁愛，善醫術，常以拯恤爲事，凡有疾病不限貴賤，皆爲治之，十能愈其八九』。該書在唐以前被視爲必讀方書，《隋書·經籍志》著爲一〇五卷。《舊唐書·經籍志》著爲一七〇卷，伊穆撰，名《雜藥方》。《新唐書·藝文志》著爲一七〇卷，伊穆纂，名《范東陽雜藥方》，早佚。

范行準先生輯復之稿本，卷一爲序例、藥品、日神與中風。卷三列痔、脱肛、穀道生瘡、陰頽、陰腫、陰縮、陰瘡與陰蝕瘡方治。卷四爲霍亂方治。卷七爲勞傷與腰痛方治。卷八爲轉筋方治。卷十爲跌扑方治。卷十二載一物柏枝散等三方。卷十三列積聚、胷痹、胸痛與奔豘等方。卷十四爲疝、蠱毒、中恶、卒死、魘死、鬼擊、客忤、尸厥、尸注與縊死方治。卷十五爲腹痛、下痢、淋、不得小便、小便血與小便黄白方治。卷十六爲淡飲與大便下血方治。卷十七爲小便數、遺尿方治。卷十八爲心痛、心疝方治。卷十九爲九蟲方治。卷二十收栝樓湯方治。卷二十一爲胃反、嘔吐方治。卷二十八爲水腫方治。卷三十列桂枝湯、四逆散、秦皮湯、通草湯與白頭翁湯等十八方。卷三十一爲傷寒方治。卷三十三爲天行等方。卷三十四爲男子陰易、黄疸方治。卷三十五爲水癥、水瘕方治。卷四十一爲癰疽方治。卷四十二爲五邪、五癲與瘻、瘤、瘰癧及胡臭方治。卷四十五爲水氣方治。卷五十收喉痺、咽喉癰腫與肺痿、肺癰方治。卷六十八爲失精方治。卷九十一爲火灼瘡、爛瘡與代指、手足皸裂、疣目及滅瘢方治。卷九十五爲金瘡、箭傷等方治。最後爲未分卷，載治瘧、消渴、尸疰、目中生翳、鼻中息肉、口生瘡、齲齒、耳聾、癩、癬濕與美色及婦人、小兒等諸方。其他卷次闕如。全書以載方爲主，間有少量醫論，共收茯苓理中湯、六生散、當歸生薑羊肉湯、黄連湯、一物桂心散、麝香散、小柴胡湯、茵陳湯、王不留行散與甘草湯等七五餘方（法）。

范老輯復之稿本，根據資料内容的差異，擇善而從，做了不同的取捨。資料來源主要爲《外台秘要》與《醫心方》兩部醫籍，兼取《太平御覽》《肘後方》等書文字。并與《諸病源候論》《必效方》《本草和名》《醫略抄》與《經史大觀本草》等書相關文字做了校勘。對底本之訛字與同一方劑中的不同藥名、劑量等，大多出校注加以説明。其學術價值與意義主要有以下幾點：

（一）在現階段，該稿本較全面地匯集了原書之方劑，并有序加以排列、校勘，雖然由于資料原因，離恢復全書原貌還有很大距離，但仍然爲今人學習、研究《范東陽方》創造了條件。（二）從中醫方劑學史研究的角度而論，該稿本爲研究東晉時期中醫方劑的主治、組成、配伍、劑量、服（用）法及禁忌等問題提供了便利。（三）從中醫古籍整理之輯佚學、校勘學的角度分析，范老在書中寫的校語從文獻與方法上，豐富、發展了這些學科的內容。（四）范老之稿本用小楷書寫，字體工整流暢，不僅使人得以閱讀東晉中醫方劑，還能使人了解范老嚴謹的治學態度與熱愛中醫古籍整理事業的精神。

目録

范東陽方卷一

序例

有巴豆勿食蘆笋羹及猪肉已上本草經同食之使人縮産飲不下病不除已上本書　有黃連桔梗勿食猪肉已上本草經同食之精漏少子已上本書　有半夏菖蒲勿食飴糖及羊肉已上本草經同令人病不除已上本書　有細辛勿食生菜已上本草經同食之病增已上本書　有甘草勿食三日菘病不除已上本書　有藜蘆勿食狸肉已上本草經同食之使人水道逆上成腹脹已上本書　有牡丹已上本草經同　一日勿食葫病增已上本書　有恒山勿食生葱菜已上本草經同食之增病已上本書

康賴醫心方卷一服藥禁物第四葉二十五上

皆當去末、則濁難飲不除令人煩（醫心方卷一合藥料理法第六葉三十二）

乃著蜜擣之（醫心方卷一合藥料理法第六葉三十三）木十黍粟為一分

二麻子為一小豆三小豆為一梧實廿黍粟為一簪三簪

頭為一刀圭三刀圭為一撮三撮為一寸匕五撮為一夕

（鄉御字）行準象夕十夕為一合

附子一枚或如干者以大小重八銖為正

凡无生薑可用干薑一兩當二兩

桂一尺若五寸者以廣六分厚三分為正

甘草一尺若五寸者大小以徑一寸為正

麻黃若他草一者以重三兩為正

膠一廷如三指大長三寸者一枚是也醫心方卷一藥斤兩升合法第七葉三十八至四十

水銀煞金毒桒礬石鉛爲之使　礜石甘草爲使　栢子惡白菊　析蓂子細辛爲使　亭歷畏殭蠶　白歛惡烏亭歷畏殭蠶頭又盤火毒　杏核猪膏爲使醫心方卷一藥畏惡相反法第九葉四十一至四十七

藥品

玉屑者白虎精也日本深江輔仁撰本草和名卷上丹玉石上葉二

丹砂者日精也本草和名玉石上葉二

空青者天精也同上葉二

曾青者龍精也同上葉二

雲母者星精也又云日精也同上葉三

石鍾乳者石精也同上葉三

赤脂者朱雀精也同上葉四

雄黃者地精也同上葉六

戎塩者月精同上葉九

石灰一名白灰同上葉十

昌蒲者水精也同上葉十三

菊花者天精也同上葉十五

人參者藥精也同上葉十五

石斛者山精也同上葉十五

菟絲子者人精也同上葉十八

肉從容者地精也同上葉十九

忍冬一名軟中藤同上葉十九、

景天一名火草同上葉二十一

續斷即是馬薊與小薊葉相似但大於小薊耳葉似旁翁菜而小厚兩邊有刺〻人其花紫色太平御覽止此與今越州生者相類而市之貨者亦有數種少能辨其麁良醫人用之但以節〻斷皮黃皺者為真耳柯刊任使太觀本艸卷七續斷條圖經引葉廿四下　涵芬樓景印宋刊本太平御覽卷九百八十九藥部六續斷條葉八上

行準案但与今越州生者以下疑為蘇頌案語今姑系於上以待考

徐長卿一名龍銜根一名清陽同上葉二十三本草和名卷上葉

鬼督郵一名餘毒同上葉二十五

逸 玄者玄精也同上草中葉二十八

女菀一名白葛同上草中葉三十三

百部一名伯文根同上葉三十三

陟釐水中石上生如毛綠色者大觀本草卷九陟釐條唐本注引葉五十三上

芫華元根是元花根也本草和名卷上草下葉三十九

羊蹄一名蓄根同上葉四十四

烏韮一名烏葫同上葉四十五

馬鞭草一名蘘草 同上葉四十六

獨行根一名鶉麹草 同上葉四十八

松實又松子者木精也 同上五十一 葉木上葉

荊實者死人精 同上葉五十二

五茄者草精也 同上葉五十三

蝸牛一名水中生蠃 本草和名卷下蟲魚葉二十四

香薷一名楺薷 卷下葉三十八

日神

凡月生一日蝦蟇生喙人氣在足少陰 蝦蟇經云蝦蟇生頭喙人氣在足心

二月蝦蟇生左股人氣在股裏 蝦蟇經云蝦蟇生左肩人氣在内踝後

漢三國六朝唐宋醫方 西安室

股或本作肘

三日蝦蟇生右股人氣在足踝後蝦蟇經云蝦蟇生右肩人氣在股裏

四日蝦蟇生左脇人氣在脣中蝦蟇經云蝦蟇生左脇人氣在脣輔

五日蝦蟇生右脇人氣在舌本蝦蟇經云蝦蟇生左脇人氣在承漿舌本

六日蝦蟇生後左股人氣在足大陰蝦蟇經云蝦蟇生左股人氣在大衝

七日蝦蟇生後右股人氣在口中蝦蟇經云蝦蟇生右股人氣在足內踝

八日蝦蟇生大形人氣在腰中蝦蟇經云蝦蟇生尻身人氣在魚際

九日菟生頭人氣在尻上蝦蟇經云兔生頭人氣在足趺交脈

十日菟生左股人氣在肩中蝦蟇經云菟生左肩人氣在趺上五寸腰目

十一日菟生右股人氣在鼻上蝦蟇經云菟生右肩人氣在鼻柱

十二日菟生左脇人氣在髮際蝦蟇經云兔生左脇人氣在人迎

十三日兎生右脇人氣在股本 蝦蟇經云兎生右脇人氣在頸當兩乳間

十四日兎生後左股人氣在人迎 蝦蟇經云兎生左股人氣在陽陵 胃管

十五日兎生身人氣在胃管 蝦蟇經云兎生尻身人氣在巨虛上下廉

月毀十六日蝦蟇始省頭人氣在胷中 蝦蟇經云蝦蟇始省頭人氣在目眥

十七日蝦蟇省左股人氣在大衝 蝦蟇經云蝦蟇生省肩人氣在脊膂

十八日蝦蟇省右股人氣在右脇裏 蝦蟇經云蝦蟇省右肩人氣在腸 蟇下柔[illegible]

十九日蝦蟇省後左股人氣在胃脈支 蝦蟇經云蝦蟇省左脇人氣在重陽

廿日蝦蟇省後右股人氣在足闕下 蝦蟇經云蝦蟇省右脇人氣在外踝後京骨

廿一日蝦蟇省左脇人氣在足小指次指 蝦蟇經云蝦蟇省左股人氣在目外眥及耳後

廿二日蝦蟇省右脇人氣在足外踝上 蝦蟇經云蝦蟇省右股人氣在缺盆掖下

蟇

○月中人神所在法
廿九日神在鼠
僕環陰氣衝　醫心方卷十六
沁編病方第十二葉
廿一下、壽眉注引

廿三日蝦蟇肖身成人氣在足外踝　蝦蟇經云蝦蟇肖尻身人氣在髀厭

廿四日兎肖左股人氣在腰脇　蝦蟇經云兎肖頭人氣髀外踝

廿五日兎肖右股人氣在兒骨　蝦蟇經云兎肖左肩人氣在大陰絶骨

廿六日兎肖左脇人氣在胷中　蝦蟇經云兎肖右肩人氣在大敦叢毛

廿七日兎肖右脇人氣在膈中　蝦蟇經云兎肖左脇人氣在内踝上

廿八日兎肖後左股人氣在陰中　蝦蟇經云兎肖右脇人氣在脚内廉

廿九日兎肖後右股人氣在内榮　蝦蟇經云兎肖左股人氣在鼠僕環陰氣衝

卅日兎肖身盡人氣在踝上　蝦蟇經云兎肖右股身形人氣在關元

右卅日人氣所在不可灸刺　蝦蟇經同之　醫心方卷二人神所在法第八

○葉六十三

中風

治風有十品一日入頭〻重耳塞鼻仇目視䀮〻二日入肥膚皮隱軫〻痒〻生瘡三日入筋〻急痛四日入脈〻動上下無常五日入骨〻節〻酸不能久立六日入心憔悴喜〻怒自悲自喜七日入肺令人欬逆氣晝差夜劇八日入肝頭眩目視不明九日入脾令人腸鳴舌上創兩脇下心滿壓悶不利十日入腎令人耳中雷鳴甚則聾出治之防風丸方

芎藭四分 蜀椒三分一方无 貝母三分 防風二分一方九 當歸二分一方三分 白芷二分一方三分 皂莢一分一方三分 朮二分一方三分

治鼻孔偏塞入此 下頁

凡八物治下篩丸以蜜如弾丸頓服一丸先食禁食生

魚猪肉生菜服藥十三日風當出去當有熱處隨以水

洗之大良 醫心方巻三治一切風病第二葉十至十一

療中風發熱大戟洗湯方

大戟　苦參

右二味等分擣篩藥半升用醋口業醫寮本作白醋漿一斗煮之

三沸適寒温洗之從上下寒乃止小児三指撮之醋漿

四升煮如上法 外臺巻十四葉十三上

療中風面目相引偏僻牙車疼急舌不得轉方

牡蠣熬　礬石燒令汁尽　附子炮　竈中黄土

右四味分等擣篩以三歲雄雞冠血和藥傅其急上頭持○案醫字本作時鹽及水著邊鍼故○案原脫故字據醫方本補欲復故便洗去血不速去便過不復還也外臺卷十四葉二十七右方原出深師云范汪方

治中風口僻噤方

豉五升　茱萸一升

合煮三沸去滓飲汁神驗○醫略抄同

又方

兩手又於頭上隨僻左右灸肘頭三四壯醫心方卷三治中風口喎方第九葉二十五上醫略抄

後三方入此

口喝不止方

取空青如豆一枚含之即愈 外臺卷十四葉二十八 右二方并出千金 一云范汪同

治失音大豆紫湯方

大豆一升熬令焦好酒二升合煮令沸隨人多少服取令醉 醫心方卷三治中風失音方第十一葉二十六至二十七 醫略抄同 案外臺卷十四葉三十引肘後又方以煮本草(?)其汁含如粉(?)宋本作粉(?)含之亦佳(?)煮飲之注云范

療卒不得語方 注同如益一方

以苦酒煮芥子薄頭一周以衣包之。案醫心本作苞之 一日一夕乃解即差 外臺卷十四葉二十九至三十 右方并出肘後 云范汪同

又方

濃煮桂汁服之一升覆取汗亦可末桂著舌下漸嚥

下三方 下前

入前

汁忌生葱 外其考卷十四葉三十右 方原出千金云范汪同

治風舌強不語方

豉煮汁漸服一日可数十過不頓多

又方新好桂削去皮搗下篩以三指撮舌下咽之

又方灸廉泉穴在頦下結喉上舌本 醫心方卷治中風舌強方第十葉二十五

● 右三方醫略抄治中風舌強方第五

治鼻孔偏塞中有濃血此乃是頭風所作兼由肺疾宜服此散方

天雄炮八分 干薑五分 署預四分 通草六分 山茱萸六分 天门冬八分

凡六物治下篩為散酒服方寸匕日再稍加至二醫心方卷

三葉二十至二十一

○○○療卒不得語方

取人乳汁半合以著

刃苦酒煮芥子薄頸美酒半升中合攪分為再服外臺

卷十四葉三十一右方原出古今錄驗云范汪同

續命湯治中風痱身体不能自收口不能言冒昧不知人不知痛處或拘急不得轉側方行準案側下原有姚云以下諸字皆是姚大夫語故刪

甘草炙 桂心 當歸 人參 石膏碎綿裹 乾薑各二兩

麻黃三兩去節 芎藭一兩 杏人四十枚去皮尖兩人

右九味㕮咀以水一斗煮取四升服一升當小汗薄覆

脊凭凡坐汗出则愈不更服无所禁勿当风并疗但伏不
得卧欬逆上气面目洪肿忌海藻菘菜生葱。集验此下古今
录验云范汪方主疗及用水[illegible]数煮多少并同是仲景方本欠二味已上本书 外
台卷十四叶三十八至二十九
疗风痱方风痱者卒不能语口噤手足不随而不彊直是
也方
伏龙肝五升末 冷水八升和搅取其汁饮之能尽佳 外台
卷十四叶三十七至三十八右方原出千金云范汪同
疗中风躄不能起逐水消食平胃下气方
百部四分 乌头炮 牛膝 白术各一分

右四味擣下篩以酒服方寸匕日三稍可至三匕忌猪肉冷水桃李外臺卷十四葉四十四

右方原出第二十卷中

療中柔風身体疼痛四肢緩弱欲不隨獨活葛根湯産後中柔風亦用此方

羌活　桂心　乾地黄　葛根　芍藥各三兩　生薑六兩

麻黄去節　甘草炙各二兩

右八味切以清酒三升水五升煑取三升温服五合日三忌生葱蕪荑海藻菘菜外臺卷十四葉四十五　右方原出古今録驗范汪同

青龍中司徒吏顏奮女苦風一髀偏枯農犢民為穿地作坑取雞矢荊葉燃之令煙内脛坑中視虫出長尺頭尾赤病愈太平御覽卷三百七十二人事部十三髀股葉三上

范東陽方卷三

痔

療痔下血黃連麴散方　○案麴原作麯據肘本改下同

黃連二兩　麴一兩七月七日者　○案原脫七月至者五字據宋本肘本補

右二味搗篩薄蜜漫先食以飲服五分匕日三不知增至方寸匕　外臺卷二十六葉十　右原本未出卷數

療痔下部癢痛如蟲齧蚤方

以菟絲子熬　胡粉水銀令黃黑末以雞子黃和塗之　外臺卷二十六葉十六　右方原出肘後云范汪同

療腸月痔方

以蘩蔞燒灰礬石熬和為粉粉之 外臺卷二十六葉九右方原出備急云范汪同

脫肛

療卒大便脫肛方

以綠桑枝螺取燒末猪末猪脂和傅〇案原作敷據熙寧本改之

立縮亦可末以粉粉之 外臺卷二十六葉二十至二十一 大觀本草卷二十一葉同

療若腸隨肛出轉廣不可入一尺來者方

擣生栝樓取汁溫服之以猪肉汁洗手隨抑按自

得入効 外臺卷二十六葉二十一 右方原出肘後云范汪同

療脫肛熏方

以女萎一升以器中燒坐上熏肛門即愈 外臺卷二十六葉二

十右方原出小品云范汪同

治脫肛方

生鐵三斤以水一斗煮取五升鐵以汁洗上日三 醫心方卷七治脫肛方第九葉十一外臺卷九葉二十二 [redacted] 集驗此方云范汪同而文小異

穀道生瘡方

治下部卒有創若轉深者

烏梅五十枚鹽五合水七升煮取三升分三服

又方

棠[illegible]煮檞皮飲之 口集驗、翳方[illegible]樸皮[illegible] 心方卷七治蠹匿生瘡方第十二 葉十三

治穀道蟁痛赤痛又痒方
擣鯉腸塗綿內插以通之蟲出　醫心方治[illegible]集方第十三葉十四上

○案齊本作臍　據延寶本改

治人趒躍中陰頹

治人趒躍舉重卒得陰頹方

灸兩足大指外向宍際陷中令艾丸半在爪上半在宍上七壯　醫心方卷七治陰頹方第八葉九右　方原出葛氏　云范汪方同之

灸卒癩法

以蒲橫度口折之一倍增之以布著小腹大橫理令度中央上當齊勿使偏僻灸度頭及中央合二處隨年壯好自養勿舉重大語怒言大笑呼喚

又法○案法原作方　據延寶本改

牽陰頭正上行○案作何　據延寶本改　灸莖頭所極又牽下向

穀道又灸兩極又摹向左右髀直下行灸所極皆使正直勻偏四處炷隨年壯佳

又方

灸足厥陰左右各三壯穴在足大指間是也外臺卷二十六

卷葉二十五右三方原出集驗云范汪同

陰腫

下以

療男子陰腫大如斗核痛人所不能療者方

取莧菜根擣傅之

下以

又方

取蔓菁根擣傅之

備

又方

擣馬鞭草薄之 外臺卷二十六葉二十八至二十九右方原出集驗云范汪同

治卒陰腫欲死方 急服下藥使大下即佳 又方末烏賊魚骨粉 又方末蚯蚓子和雞子黃傅 醫心方卷七治陰莖腫痛方第四葉五上

陰縮

療陰卒縮入腹急痛欲死名陰疝方

狼毒四兩炙 防葵一兩 附子二兩炮

右三味擣篩蜜和丸如梧子酒服三丸日三夜一忌豬肉冷水 ○案原脫忌至水五字據熙寧本補 外臺卷二十六葉二十九右方原出文仲云范汪同

陰瘡

治人陰頭斷生瘡方

蕪菁一把切水煮令䆵食之 醫心方卷七治陰瘡方 第一葉一至二

陰蝕瘡

治陰腫生創至盡方

釋胡粉塗良

男子陰頭生瘡精食蠶欲盡方

當歸 夕藥 黄芩 朮 射香 白粉

為湯一洗之 醫心方卷七治陰蝕瘡 第二葉三

霍亂

白丸療霍亂嘔吐及暴痢良方

半夏洗三兩 附子炮四兩 乾薑炮四兩 人參三兩 桔梗二兩

右五味作散臨病和之若吐痢不止者以苦酒和之飲服二丸如梧子不差復服耐藥者加之以意下者用蜜和丸忌猪羊肉餳 外臺秘要卷六葉四右二方原出小品方云范注同

四順湯與前療同當常用此方

人參三兩一方二兩○案原脫一至兩四字據宋本監本補 乾薑三兩一方一兩○案原脫一至兩四字據宋本監本補 甘草三兩一方一兩炙○原脫一至炙五字據宋本監本補

附子一兩○案原作二兩據宋本兪宋本補改

右四味切以水六升煑取二升絞去滓溫分三服轉筋

肉冷汗出嘔噦者良忌海藻菘菜豬已上与小品同利甚者加

龍骨二兩炒已上九字據本書

療霍亂臍上築而悸茯苓理中湯方

茯苓大如棗者三枚一方二兩○案原作二兩據兪韋本改補又案宋本作大如棗者三枚二兩八字　甘草三兩炙　乾薑一兩炮　人參三兩　木瓜三兩

右五味㕮咀以水六升煑取三升去滓適寒溫分為四服

忌海藻菘○案原脫菘字據兪宋本補菜酢物外臺卷六葉六至七

理中加二味湯療霍亂胷滿腹痛吐下方

人參三两 乾薑炮三两 甘草炙三两 白术三两 當歸二两 芍藥二两

右六味㕮咀以水七升煮取三升绞去滓温服一升日三甚良忌海藻菘菜桃李雀肉等

主霍亂腹痛吐下方

取桃葉冬取皮煎汁服一酒極有効 外臺卷六葉七

治霍乱吐下不止理中湯方

人參 干薑 白术 甘草各一两

水三升煮得一升半分二服 醫心方卷十一治霍亂方弟一葉西下

治霍乱腹中脹滿惡毒悶绝不通氣息急危方

生薑一两 支子十四枚 桂心一两 香豉五两

四物搗以酒二升解之去滓頓服（醫心方卷十一治霍乱心腹脹滿方第三葉八上）

治霍乱歐吐附子湯方

大附子一枚 甘草六銖 蜀椒二百粒

三物水三升煮取一升半分再服（醫心方卷十一治霍乱嘔吐不止方第六葉十一上）

治霍亂嘔噦氣厥不得息方

香豉一升 半夏一兩 甘草一兩 生薑二兩 人參一兩 茈胡一兩

六物以水五升煮取二升半服七合日三

又方

半夏二兩生薑二兩五

水三升煮得一升二合分再服醫心方卷十一治霍亂嘔噦方第七葉十一

治霍亂轉筋方

鼠壤土水和塗其上　又方取醯〇案考注云火兮反一名苦酒

合粉小溫之塗手摩之醫心方卷十一治霍亂轉筋方第十葉十五下

又方

轉筋在臂纏腳入腹纏腹摩溫煖已向火也醫心方卷十一

治霍亂轉筋方第十葉十五右方據今案語

主轉筋以鹽一升水一升半作湯洗漬之大觀本草卷四食鹽條葉九

療上吐下痢者名爲濕霍亂方

黄牛屎半大升許取水一大升煑三沸和牛屎爊取汁服半升即止犁牛子屎亦佳無牛處常將乾者相随之好用外臺卷六葉十五右方丞出必効云范汪同

療在道中得霍亂無有方藥氣息危急醫視捨去皆云必死療之方

蘆蓬蕽一大把煑令味濃頓服二升則差已用有効食中魚鱠蓄者服之尤良外臺卷六葉三十七至三十八右方丞出小品云范汪同

范東陽方卷七

勞傷

開心署預腎氣丸治丈夫五勞七傷髓極不耐寒眠即臚脹心滿雷鳴不欲飲食雖食心下停淡不能消春夏手足煩熱秋冬兩腳凌冷虛多忘腎氣不行陰陽不娭絕為老人服之健中補髓填虛養志開心安藏止淚明目寬胃益陰陽除風去冷無所不治方

宍從容一兩　山茱萸一兩一方无　干地黃六分一方代干薑〇案代旁注云代駁

遠志六分　虵床子五分　五味子六分　防風六分　伏苓六分　牛膝六分

菟絲子六分　杜仲六分　署預六分

凡十二物擣下篩蜜丸如梧子服十丸至廿丸日二夜一若煩心即停減之只服十丸爲度服藥五日其熾熱十夜通體滑澤十五夜顔色澤手足熱廿夜雄力欲盛廿五夜經脉充滿卅夜熱氣朗徹面色如花手文如絲血心開記事不忘去愁止忘獨寢不宜止尿洪陰年卅以下一劑即足五十以上兩劑即足滿七十亦有子婦人斷續○案旁注云似足反繼也行準又案續蓋緒之誤者服一劑五十得子無所禁但忌大辛酢○案醫心方卷廿八用藥石等廿六葉卅一至卅二引此方同文稍異

（○案旁注云嚥息寸反溪水也又作溪）

六生散治五勞七傷五淺六急治寒熱脹滿大腹中風垂

又消瘀逐血補諸不足令人肥白方

生地黃根二斤 生薑一斤 生昌蒲根一斤 生苟杞根一斤 生烏頭一斤 生商陸根一斤

凡六物合七斤熟洗之停令燥粗切之美酒二斗都合漬三四日出爆之暮輙還着酒中趣令汁盡止擣末下蓰酒服半錢上日三十日之後增至一錢以试有驗醫心方卷十三治五勞七傷方第一葉二至三

補養湯主虛勞羸瘦食已少氣方

甘草一兩炙 朮四兩 牡厲二兩 大棗卅枚 阿膠三兩 麥门冬四兩去心

凡六物㕮咀水八升煮取二升盡服禁生冷醫心方卷十三治虛

勞羸瘦方第二 葉七下

宍從容丸治男子五勞七傷陰陽痿不起積有十年癢濕小便淋瀝溺時赤時黄服此藥養性益氣力令人健合陰陽陰痿不起起而不堅堅而不怒怒而不决入便自死此藥補益氣力令人好顏色服白方

宍從容　菟絲子　蛇床子　五味子　遠志　續斷　杜仲各四分

右七物搗篩蜜和爲丸丸如梧子平旦五丸日再吞稍東向面不知藥異至七丸服之卅日知五十日陰陽大起陰弱加床蛇子不怒加遠志少精加五味子欲令洪

大加從容腰痛加杜仲欲長加續斷亦加者倍之年八十老公服之如卅時數用有驗無婦人不可服禁如常法

遠志丸治男子七傷陰痿不起方

續斷四兩 署預二兩 遠志二兩 蛇床子二兩 肉從容三兩

凡五物下篩和雀卵丸如豆旦服五丸日二百長一寸二百日三寸醫心方卷廿八用葉石本廿六葉卅二至卅三上

療男子七傷面目黃黑飲食不生肌肉手足悄疼少腹重急小便利方

石斛六分 山茱萸六分 肉從容六分 牛膝六分 五味子六分 附子

四分炮遠志六分去心桂心四分人參六分茯苓六分菟絲子八分酒漬

秦艽四分

右十二味擣篩為散以酒服方寸匕日三食前服之忌

猪肉冷水生葱酢物外臺卷十七葉三十七

大行散諧主彊中益氣補精力不足長養肌肉推○案推原作追據宋本改和百脈調利機關輕身潤澤安定五藏彊識不忘方

白防己二兩菴䕡子五兩豬苓七兩六安石斛二兩占斯四兩一名良無極鍾乳五兩研蓯蓉七兩麥門冬二兩去心茯苓五兩牡丹皮七兩地膚子五兩澤瀉二兩覆盆子桂心五兩甘草五兩炙白朮七兩胡麻三升熬令香當歸五兩甘草五兩炙薔薇五兩牛膝三兩八角附

子三兩炮

右二十一味擣篩蜜一升生地黄汁三斤取汁合令相和微煎以和前藥丸如桐子大暴乾以酒湯飲下三十丸又和暴乾以作散服方匕方云作散即恐不得丸忌猪肉冷水海藻菘菜生葱酢物胡荽桃李雀肉等外臺卷十七葉三十八至三十九

療男子虛勞陰痿不起無子方

杜仲十分 虵床子八分 菟絲子五分酒漬 遠志五分去心 茯苓四分 天雄五分炮 澤瀉五分 石斛五分 蓯蓉四分 五味子四分

右十味擣篩爲散酒服方寸匕日再効忌猪肉冷水酢

物（外臺卷十七葉五十三）

治汗粉藥方

牡厲二兩　干薑二兩　附子炮一兩

右三物擣下以藥一合白粉二合摩汗出處（醫心方卷十三治虚汗方第九〇（案原作十）葉十八上）

治風汗出方

防風一兩　牡厲一兩　乾薑一兩

右三物治篩一升白粉三升合攪以粉之欲粉時於銅銚中熬令小温良（醫心方卷十三治風汗方第十一葉十九）

斑鵠丸（方闕　大觀本草卷十九斑鵠條嘉祐補注本草引葉十三下）

腰痛

腰疼方

鼈甲一枚炙令黄刮削令浄潔 〇案鼈上舊有用字據延慶本删

右一味擣篩空腹以溫飲酒服方寸匕日三忌人莧菜 〇案莧上原脫人字據延慶本補 外臺卷十七葉十七至十八右方未本卷載

療腰痛熨法

菊花二升 芫花二升 羊躑躅二升

右三味以醋拌令濕潤分為兩劑內二布囊中蒸之如炊一斗米許頃適寒溫隔衣熨之冷即易熨痛處定即差 外臺卷十七葉二十右方亦出延年云范汪同

腎虛腰痛治之方

牡丹二分去心○案原作丹皮據宋本改 萆薢三分 白朮三分 桂心三分

右四味擣篩以酒服方寸匕日三亦可作湯服之忌生葱胡荽桃李雀肉等外其卷十七葉廿一右方原出小品云范汪同

療腎腰有血痛不可忍者方

桂心

右一味擣末以苦酒和塗痛處此令人喜臥可勤用之再為必差

療腎腰方

生地黃

右一味擣絞取汁三升煎得二升内蜜一升和煎之三五沸日服一升亦可一日盡三升以差止甚効外臺卷十七葉廿三至廿四右二方並未擧卷數

治𦢊腰方

寄生桑上者鹿茸桂心牡丹分等為散服方寸匕日三醫心方卷六治𦢊腰痛方第八葉十四上行準此引此方云范汪同外臺卷十七葉二十四備心錄療

主腎腰痛

鹿茸炙作散酒服方寸匕一味任多少為之外臺卷十七葉廿二下右方必効療腎虛腰痛注云范汪亦主腎腰痛

療腎腰痛方

灸足跟白肉際三丸　又方灸腰目十九 醫心方卷六治卒腰痛方第八葉十四

治腰卒痛拘急不得喘息若醉飽得之欲死大豆紫湯方

大豆一斗熬令焦　好酒二斗　二物合煮令蛹沸隨人多少服令醉 醫心方卷六治卒腰痛方第七葉十三 行樂案此方与外臺卷十七葉四近乎同

療卒腰痛不得俛仰方

鹿角長六寸燒

右一味擣篩為末以酒服方寸匕 外臺卷十七葉二十五 右方亦出文仲

療腰痛及積年痛者方

乾地黄十分　白朮五分　乾漆五分　桂心八分　甘草五分炙

右五味擣末以酒服方寸匕日三忌桃李雀肉生葱海藻菘菜蕪荑等 外臺卷十七葉二十六 右方亦出小品方范汪同

范東陽方卷八

轉筋

療轉筋方

以塩一升水一升半作湯洗漬良。集大觀本草卷四食塩條葉九同

療轉筋在兩臂若胷脇者方

灸手掌白肉際七壯外臺卷十六葉十一下

范東陽方卷十

跌扑

療從高墮下瀉血及女人崩中方

當歸二分 大黃一分

右二味擣為散酒服方寸匕日三 外臺卷二十九葉一 右方原出千金

蹉跌膏兼療金瘡方

當歸 續斷 附子去皮 細辛 甘草炙 通草 芎藭

白芷 牛膝各二兩 蜀椒二合

右十味㕮咀以豬膏二斤煎以白芷色黃膏成絞去滓

日再以摩損處忌生菜豬肉冷水海藻菘菜等 〇葉原脫忌至等十

一字據明宮本補　外臺卷二十九第十一至十二

療被打有瘀血方

大黃二兩　桃人去尖皮熬　䗪蟲去足翅熬各二十一枚

右三味擣蜜丸四丸即內於○案原脫於字據明宮本補酒一升中○案原脫中字據明宮本補煎取七合一○案原脫一字據明宮本補服之

蓋葉切一升　當歸三兩

右二味為末以酒服方寸匕日三　外臺卷二十九第十二

療若為人所打舉身盡有瘀血方

刮青竹皮二升　亂髮如雞子大四枚燒灰　延胡索二兩

右三味擣散以一合酒一升煎三沸頓服日三四

療被打擊有瘀血在腹内久不消時〻發動方

大黄二兩 乾地黄四兩

右二味擣散爲丸以酒服三十丸日再爲散服亦妙 外臺卷二十九葉十二右二方原出肘後云范汪同

凡有瘀血者其人喜忘不欲聞人聲胸中氣塞短氣方

甘草一兩炙 茯苓二兩 杏人五枚

右三味切以水一斗煮取三升分爲三服

被毆擊損傷聚血腹满方

豉一升以水二升煮三沸去滓再服不差重服之 外臺卷二十九葉十三至十四右二方原出千金云范汪同

去血湯主腸中傷積血方

煮赤小豆二升合得汁二升 以淳苦酒七升合和汁中飲一日盡之狀如熱湯潑雪即消下甚良醫心方卷十八

治被打傷方第廿葉廿一下

范東陽方卷十二

療天氣不和疾疫流行豫備一物柏枝散方

南向社中柏東南枝暴之令乾擣散酒服方寸匕神良外臺卷四葉三下○案此方程刊外臺誤為肘後雄黃散方今據避寧本補

許季山所撰干敷散主辟温疫疾惡令不相染著氣方

附子一枚一分炮○案原脫一分兩字據避寧本補 細辛一分 乾薑一分 麻子一分

研栢子一分

右五味擣篩為散正旦舉家以井華水各服方寸匕服藥一日十年不病二日二十年不病三日三十年不病

受師法但應三日服歲多病三日服之忌猪肉生菜○案原脫忌至菜五字據幽齋本補　外臺卷四葉六下右方原出古今錄驗云范汪同

療溫毒發斑赤斑者五死一生黑斑者十死一生大疫難救黑奴丸方

麻黃三兩去節　大黃二兩　芒消一兩別下○案原脫別下二字據幽齋本補　黃芩一兩　釜底墨一兩研入○案原脫入字據幽齋本補下同　屋梁上塵二兩研入

右七味擣末用蜜和如彈子大新汲水五合研一丸服之若渴但與水須臾當寒寒訖便汗則解日移五丈不覺更服一丸此療六日胃中常大熱口噤名壞病醫所不療服此丸多差　外臺卷四葉十一右方原出備急云范汪同

范東陽方卷十三

積聚

破積丸療積聚堅癥方

大黃一斤 牡蠣三兩熬○案原脫熬字據宋本熙寧本補 凝水石一兩 石膏一兩

石鍾乳一兩 理石一兩

右六味擣合下篩和以蜜丸如梧子先食服酒飲任下

三丸日三不知稍增以知為度

順逆丸主久寒積聚氣逆不能食方

大黃十分 黃芩四分 厚朴四分炙 乾地黃四分 桂心四分 滑石四分

熬○案原脫熬字據宋本熙寧本補 杏子四分去尖皮熬○案原作二分並脫去至熬四字據宋本

改監宮本 補改補 麥門冬四分去心 黃連四分

右九味擣合下篩和以蜜丸如梧子服十九日再服後食不知稍增以知為度忌蕪荑生葱猪肉

椎鑿丸療腹中積聚邪氣寒熱消穀方

甘遂一分 蕘花一分 芫花一分 桂心一分 巴豆一分 杏人一分 桔梗一分

右七味蕘花芫花熬令香巴豆杏人去皮熬令變色巴各異擣下細篩擣合丸以白蜜擣萬杵服如小豆一丸日三行長將服之傷寒增服膈上吐膈下利小兒亦服婦人兼呆亦服名曰椎鑿以消息之忌猪肉蘆笋生葱

通命丸療心腹積聚寒中疞痛又心逼滿○案原作心胃滿據宋本作心逼滿今據宋本改脅下急繞臍痛方

大黃四分 遠志四分去心 黃耆四分 麻黃四分去節 甘遂四分 鹿茸四分炙 杏人六十枚去皮尖兩人者熬○案原脫去至熬七字據宋本補 致一合 巴豆五十枚 芒消三分

右十味擣合下篩和以蜜丸如小豆先食服三丸日再 忌蘆筍野猪肉○案此方原出第十四卷中今以類入此卷

療心腹積聚食苦不消胸脅滿除去五藏邪氣四物丸方

大戟五分熬令色變㕮咀 芫花四分熬 杏人二分去皮尖兩人者熬別擣○案原作一

分並脫去至擣九字巴豆一百枚去皮心湯中練九
據宋本幽寧本改補沸三易水暴令燥研○案
原作一百枚去皮心熬
據宋本幽寧本改補
右藥擣合下細篩以雞子中黃亦可以蜜和丸如小豆
日三日增一丸覺勿復益欲下頓服七丸下以清漆陳
宿水婦人亂有餘疾留飲者下水之後養之勿飲冷水
長將○案原作壯者服五丸先食忌野猪肉蘆筍外臺卷十
據幽寧本改
二葉二
十六
匈奴露宿丸療心腹積聚腸上下有宿食留飲神方
甘草三分炙 大黃二分 甘遂二分 芫花二分熬 大戟二分炙 葶藶
子二分熬 苦參一分 消石一分 巴豆半分去心皮熬

右九味細擣合蜜和丸丸小豆服三丸當吐下不吐下稍益至五六丸以知爲度先少起忌海藻菘菜野猪肉外臺卷十二葉二十六至二十七

右方原出古今錄驗云范汪同

五通丸主積聚留飲宿食寒熱煩結長肌膚補不足方

椒目一兩汗 附子一兩炮 厚朴一兩 杏子人三兩熬 半夏一兩洗 葶藶三兩熬 芒消五兩熬 大黃熬九兩

凡八物別擣葶藶杏人使熟合和諸藥末使調和以蜜擣五千杵吞如梧子二丸

三台丸主五藏寒熱積聚臚脹腹大空鳴而噫食不生肌膚劇者欬逆若傷寒病已愈斷令不發飯已吞五丸飲多

呑十丸取大便調利長宍益氣補不足可常服方

大黄十二兩一方二兩椎碎熬令變色　亭歷一升熬令色變　附子一兩煴令炘

杏人一升熬令變色　消石一升　茈胡二兩一方前胡　厚朴一兩炙　伏苓一兩

炙　伏苓半兩　細辛一兩　半夏一兩洗

凡十物皆擣篩和以蜜擣三万杵丸如梧子從五丸起

不知稍增取大便調利爲度

治久寒積聚方

虎杖根一升許擣之以酒漬日三飲一升醫心方卷十治積聚

方第一葉三至四

療瘕病丸方

射罔二兩熬〇案罔原作岡據宋本醫心方本改　蜀椒三百枚去目汗〇案原作三百粒汗據宋本醫字本改補

右二味擣末下細篩以雞子白和丸半如麻子半以赤小豆先服如麻子漸服如赤小豆二丸不知稍增之以知為度外臺卷十二葉二十九下

胸痺

療胸痺心中痞堅留氣結於胸中胸滿脅下逆氣搶心枳實湯方

陳枳實四枚炙　厚朴四兩炙　薤白八兩　桂心一兩　栝樓實一枚

右五味先以水五升煮枳實厚朴取二升半去滓内餘藥又煮三兩沸去滓分溫三服除心氣良忌生葱　○案原脫忌生葱三字據宋本與本補

外臺卷十二葉三十九至四十

療胸痹偏緩急薏苡人散方

薏苡人一千五百枚　附子大者十枚炮

右二味擣下篩服方寸匕日三不知稍增之忌豬肉冷水　外臺卷十二葉四十下右方　案出古今錄驗云范汪同

胸痹之病胸中愊愊如滿噎塞習習如癢喉中澀唾燥沫是也橘皮枳實湯主之方

橘皮半斤　枳實四枚炙　生薑半斤

右三味切以水五升煮取三升分再服 外臺卷十二葉四十至四十一

右方原出仲景云范注同

胸痹之病喘息欬唾胸背痛短氣寸脉沈而遲關脉小緊數者栝樓薤白白酒湯主之方

栝樓實一枚 薤白切半斤○案否作切 半升搗宋本改

右二味以白截酒七升煮取二升去滓溫分再服 外臺卷十二葉四十一

右方原出仲景云范注同

胸痹不得臥心痛徹背者栝樓薤白半夏白截漿湯主之方

大栝樓一枚 薤白切三兩 半夏半升洗

右三味以白截漿一斗煮取四升去滓溫服一升日三

忌羊肉餳 外臺卷十二葉四十二右方原出仲景云范汪同

小草丸療胸痹心痛逆氣膈中飲不下方

小草三分 桂心三分 蜀椒三分汗 乾薑三分〇案各作二分據宋本改

細辛三分 附子二分炮

右六味擣合下篩和以蜜丸如梧子大先食米汁服三丸日三不知稍增以知為度忌豬肉冷水生葱生菜 外臺卷十二葉四十二至四十三上右方原出古今錄驗云范汪同

胸痛

療胸痛枳實散方

枳实八分 桂心五分

右二捣下筛，酒服方寸匕，日三。忌生葱。外台卷十二第四十三上

右方未峯差歟

奔豚

師曰：病有奔豚氣，從少腹起，上衝咽喉，發作欲死，復還止，皆從驚恐得之。

療卒過損，食下則覺胸中偏痛，懔懔然，水漿下亦爾，間病之胷間有膈故也。外台卷十二葉四十二上 右方原出小品，云范汪同

与相应急作此方

生李根一斤，细切之 麦门冬一升，去心 人参二两 桂心二两 甘草一两，炙

右五味㕮咀，以水一斗，煮取三升，分三服。忌海藻菘菜生葱。外台 ○案原脱忌至葱七字，据宋本補 外台卷十二葉四十四 右方原出小品，云范汪同

賁豚氣在心，吸吸短氣，不欲聞人語聲，心下煩亂不安，發

作有時四肢煩疼手足逆冷方

李根白皮八兩 半夏七兩洗 乾薑四兩 茯苓三兩 人參二兩 甘草二兩炙 附子一兩炮 桂心四兩

右八味切以水一斗煮取三升後去滓分三服別相去如人行六七里忌生葱羊肉餳海藻菘菜油膩酢物生葱粘食

療賁豚氣在胸心迫滿支脅方○集驗要方作脇攣 宋本延壽本補

生薑一斤 半夏四兩湯洗○集本脫洗字據集本延壽本補 桂心三兩 人參二兩

甘草炙二兩 吳茱萸一兩

右六味，切，以水一斗煮。○李盈審本无煮字 取三升，絞去滓，分溫

三服，別相去如人行六七里，不利。○李原脫不利二字，據宋本、李盈審本補

忌生葱、熱麵、羊肉、餳、粘食、海藻、菘菜。外臺卷十二葉四十五至四十六右

二方原出廣濟云范汪同

牡蠣賁豚湯，療賁豚氣從少腹起憧胸，手足逆冷方

牡蠣三兩，熬 桂心八兩 李根白皮切，一斤 甘草三兩，炙

右四味，切，以水一斗七升，煮取李根皮，得七升，去滓，內

餘藥，再煮取三升，分服五合，日三夜再。忌生葱、海藻、菘

菜

療手足逆冷胸滿氣促從脇左右起欝冒者奔豚湯方

甘草炙四兩　李根白皮切一斤　葛根一斤　黄芩三兩　桂心二兩　栝樓二兩　人參二兩　芎藭一兩

右八味切以水一斗五升煮取五升去滓溫服一升日三夜再忌海藻菘菜生葱　外臺卷十二第四十七至四十八右二方原出小品方范汪同

華他太一決疑雙丸方
治八否五疝積聚伏熱
明注氏
留飲往來寒熱主一齋
刊單元方諸病源候從論
卷二十五六疝候叢三下又
同卷八否候叢十一下同

范東陽方卷十四

疝

寒疝腹滿逆冷手足不仁若一身盡痛灸刺諸藥所不能治者抵當烏頭桂枝湯主之方

秋烏頭實中大者十枚去皮生用一方五枚○案原脫去至枚八字據宋本延寧本補 白蜜三斤一方一斤 桂心四兩

右三味先以蜜微火煎烏頭減半去烏頭別一處以水二升半煮桂取一升去滓以桂汁和前蜜合煎之得一升許初服二合不知更服至三合又不復知更加至五合其知如醉狀得吐者為中病也忌猪肉冷水生葱

寒疝氣腹中虛痛及諸脅痛裏急當歸生薑等四味湯主之方〇案原脫湯字據宋本增補

當歸 生薑一 芍藥各三兩

羊肉三斤

右藥切以水一斗二升煮肉爛熟出肉內諸藥煮取三升分溫服七合日三服有効外臺卷七葉四十六 右方原出小品云范汪同

等外臺卷七葉四十五上 右方原出仲景云范汪同 〇案宋本等字下作范汪方云今據程本不改

療寒疝腹中切痛引脅痛及腹裏急者當歸生薑羊肉湯主之方

當歸三兩 生薑五兩 肥羊肉一斤去脂

右三味切以水一斗合煮取三升去滓溫服七合日三痛即當心若寒多者加生薑足前成一斤若痛多而嘔者加橘皮二兩朮一兩合前物煮取三升加生薑者更加水五升煮取三升二合服之依前無忌外臺卷七葉四十五 右方原出仲景云范汪同行準 案仲景方無無忌兩字

楚王瓜子丸療心腹寒疝胸脅支滿食飲不化寒中腹痛

一〇 案瘀疑作頸
一一 據宋本照李本改

及喉痺風痙瘀頸強急不得俛仰方

桂心五分 茱萸三兩 白薇一分 乾薑四分 烏頭二分炮 椒五分熬汗〇案原作蜀椒並无熬字據宋本改 芎藭四分 防葵二分 白芷三分

右九味末之合蜜和為丸如梧子先食服一丸日三不知稍稍增之以腹中溫身中懷懷為度忌生葱猪肉冷水 方中無瓜子未詳方名 外臺卷七第四十七右方原出古今錄驗云范汪同

治寒疝腹中痛小柴胡湯方

柴胡半斤 半夏半升洗 黃芩三兩 甘草三兩炙 人參三兩 生薑三兩

大棗十二枚擘

凡七物㕮咀以水一斗二升煮得六升去滓服一升日

全漢三國六朝唐宋醫方 西谷室

三 外臺卷十治寒疝第四葉九下

大茱萸丸療心腹寒疝胸中有逆氣時上搶心痛煩滿不得臥面目惡風悸掉惕惕時驚不欲飲食而嘔變發寒熱方

吴茱萸半升 細辛 芍藥 柴胡一方用前胡 旋復花 黄芩 紫菀 人參 白术 茯苓 乾薑 桂心

附子炮 甘草炙 半夏洗 當歸各半兩

右十六味擣篩以蜜和為丸如梧子先食服三丸日三不知稍加忌生葱羊肉餳酢物桃李雀肉猪肉生葱菜海藻菘菜除此更無所忌 一方有蜀椒無桂心 又一方有乾地黄無黄芩 外臺卷

七葉四 十八上

解急蜀椒湯主寒疝氣心痛如刺遶臍腹中痛盡痛白汗出

欲絶方

蜀椒二百枚汗 附子一枚炮 粳米半升 乾薑半兩 半夏十二枚洗 大棗二十枚擘〇案原脱擘字據巠寧本補

右六味切以水七升煮取三升澄清熱服一升不差更服一升數用療心腹痛搓徼〇案原脱搓徼二字據巠寧本補困急欲死解結逐寒上下痛良忌羊肉餳海藻菘菜外臺七葉四

十八下右方原出小品有炙甘草一兩云范汪方無甘草無同

療手足逆熱腹中寒疝不能食飲數心腹痛十一物七熬飯

全漢三國六朝唐宋醫方

後丸方

茯苓五兩 乾薑六兩今併倍十二兩 大黃二斤 柴胡十兩 芎藭七兩 蜀椒一兩汗 芒消一升重十兩今減五兩 杏人一升去皮尖熬兩人〇案原脫兩人熬三字據亟寧本補 葶藶子一升 加桂心五兩 附子三兩炮

右藥乾薑茯苓不熬餘皆熬擣篩以蜜和丸如梧子飲服七丸日三罷行準案此下有龍朔元年三月十七日詔書十一物七熬方十七字考龍朔爲唐高宗年號不應混入晋人書中疑王燾注文後來混入正書忌猪肉冷水醋物生葱等外臺卷七葉五十二〇案程敬通案云除乾姜茯苓當丸熬今云七者以桂心附子盖加之

療虛冷心腹穴疝胸脇支滿飲食不消腹中痛久痢頭強

芎藭丸方

芎藭七分 烏頭四分炮 防葵三分 蜀椒九分汗 白薇二分 桂心十分

白芷五分 茱萸六分 乾薑八分

右九味擣篩蜜和丸如梧子飲服二丸日三稍加至五六丸以知為度忌豬肉冷水生葱外臺卷七葉五十一右方亦出深師

七疝丸療疝諸寒臍傍痛上叉○案丞作支據宋本遐審本改胸中滿少

秦太醫丞樊之方

蜀椒五分汗 乾薑 厚朴炙 黃芩 細辛 芍藥

桂心各四分 桔梗二分 烏喙一分炮 柴胡一分 茯苓一分 牡丹皮一分

右十二味擣篩蜜和丸梧子大先餔以酒服七丸日三服不知漸加以知為度忌豬肉冷水生葱生菜酢物胡

荽外臺卷七葉五十右方原出古今录驗云范汪同

療久寒三十歲心腹疝瘕積聚邪氣往來厥逆搶心腹痛久痺。本作大痺案血寅羸瘦少氣婦女人產乳餘疾胸脅支滿不嗜食手足悁煩月水不通時時便血名曰破積聚烏頭續命丸方

食茱萸十分 芎藭五分 細辛五分 前胡五分一云柴胡 乾薑十分 烏頭炮十分 紫菀 黃芩 白朮 白薇各三分 芎藭 人參 乾地各五分 蜀椒汗十分 桂心十分

右十五味擣篩蜜和為丸如梧子大先食服三丸日三不知稍加至七丸忌生菜生葱猪肉冷水桃李雀肉蕪荑

等外甚秘七葉五十四右方原出古今錄驗云范汪同

蠱毒

療蠱方

皂莢三挺長一尺者炙去皮子美酒一升漬一宿去滓頓服外甚卷二十八葉二十三右方原出小品云范汪同

犀角丸療蠱毒百病腹暴痛飛尸惡氣腫方

犀角末 羖羊角末 鬼臼 桂心各量四錢匕 天雄炮 莽草炙 真珠研 雄黃研各一兩 麝香半兩研 貝齒燒灰五枚 赤足蜈蚣炙 五節 射罔如雞子黃三枚〇案射罔四字本作肉 巴豆五十枚去皮心熬

右十三味各擣合篩之以蜜和爲丸如小豆大服一丸

下頁二行入此

不知增一丸卒得腹中痛飛尸服如大豆二丸若惡氣腫以苦酒和以塗之甚良以絳囊盛藥繫男左女右臂辟惡可以備急療萬病也忌猪雞蘆筍生葱冷水等〇案

原脫猪雞等九字作如常法三字據昭宣本改補

外臺卷二十八葉二十三至二十四右方原出千金

療中蠱吐血方

麥麪二升熬以水服之令其當下蠱

又方

苦瓠一枚以水二升煮取一升分服當吐蠱如蝦蟇

科斗之類苦瓠毒可臨時量用之

又方

生桔梗擣取汁服二三升日三服牛膝根亦得 外臺卷二十八葉二十六至二十七

療中蠱毒吐血或下血皆如爛肝方

巴豆一枚去心皮熬 豉三粒 釜底墨方寸匕

右三味擣分作三丸飲下一丸須臾當下蠱毒不下更服一丸 外臺卷二十八葉二十六右 方原出肘後云范汪同

此二方入序角九下

療中蠱毒方

取牡丹根擣末服一錢匕日三服至良 忌胡荽

療中蠱毒孔合方 口案原作胡洽方據延年本改

以猪膽導下部至良 外臺卷二十八葉二十六右 二方原出古今录驗云范汪同

療中蠱毒吐血方

雄黃研 釜月下黃土 獺肝炙各如棗○案此字本作獺狎 斑猫十四枚去足翅熬

右四味擣末以酪漿服之分為三四服則吐蝦蟇外臺卷二

十八葉二十七右方原出文仲云范汪同

五蠱下利去青血赤蜀丸方

芫花炒一 巴豆一百枚去皮心熬○案原脫去至熬四字據此本補 赤蜀一寸方圓

右三味擣篩以蜜為丸更擣丸如胡豆服一丸以下利

不止以清粥汁止之不下小增之欵令除陰不令大下

忌蘆笋豬肉原脫忌至肉五字據外臺補

外臺卷二十八葉三十三至三十四

右方原出古今錄驗云范汪方同

療蠱注百病癥瘕積聚酸削骨肉大小便不利卒忤遇惡風臚脹腹滿淋水轉相注殫門盡戶延及男女外孫醫所不能療更生十七物紫參丸方

紫參 人參 半夏洗 藜蘆 代赭 桔梗 白薇 肉蓯蓉各三分 石膏一分 大黃一分 牡蠣一分熬 丹參一分 蝦蟇灰 烏頭四分炮 狼毒一分 附子五分炮 巴豆七十枚去心皮熬

右藥擣篩蜜和爲丸以飲下如小豆一丸日三服老小以意減之蜂蠆所螫以塗其上神良忌猪肉案原脫猪字據遐亭本補羊肉冷水一方無蝦蟇有乾薑四分外臺卷二十八葉三十四至三十五

治蠱方

昌蒲二兩 烏賊魚骨二分

右二物擣下篩以酒服方寸匕日三 醫心方卷十八辟蠱毒方第五十四葉五十七

中惡

療惡中痛欲絶方

釜底墨五合 塩一撮

右二味和研以水一升攪調一服 外臺卷二十八葉三 右方原出刪繁

卒死

治卒死及心痛腹滿饜忤中惡三物備急丸方

巴豆一分去心皮 大黃二分 干薑二分

凡三物異擣巴豆治合丸以蜜丸如大豆有急取二三丸以水和服之口噤者绞開令藥得入咽中

又方

取坏水以刀三七刺中飲之良 醫心方卷十四治中惡方第二葉五上

療卒死方

擣薤若韭取汁以灌口鼻中

卒死而壯熱者方

礬石半斤煮消。案原脱消字據明宋本補 以漬腳令沒踝 外臺卷二十八葉七右二方原出文仲云范汪同

療卒死而目閉者方

騎牛臨其面搗薤汁灌耳中末皂莢吹鼻中

卒死而口噤不開者方

縛兩手大拇指灸兩白肉中二十壯外臺卷二十八葉七至八右方原出備急云范汪同

療卒死而有脈形候陰氣先盡陽氣後竭故也方

嚼薤哺灌之外臺卷二十八葉八右方原出集驗云范汪同

魘死

治魘死符法魘死未久故可活方

書此符燒令黑以少水和之置死人口懸鏡死者耳前擊鏡呼死人不過半日即生

魘

魘丹書之外臺卷十醫心方

四 治魘不寤方
第五葉十一上

療卒魘方

取雄黄如棗核繋左腋下令人終身不魘也 外臺卷二十八葉十四上右方亦出文仲云范汪同

療卒魘不覺方

灸兩足大指聚毛中二十一壯 外臺卷二十八葉十五右方亦出千金翼

鬼擊

倉公散方

特生礜石燒半日研 □行淳謹 案礜石疑礜石之誤 皂莢炙去皮子 雄黄研 藜
蘆熬

右四味等分搗爲末主療卒見擊兎拄鬼刺心腹痛下血便死不知人及卧魘嚙脚踵不覺者諸惡毒氣病取前散如大豆許以管吹入鼻中得嚏則氣通便活若未嚏復更吹之得嚏爲度此藥能起死人方○案原脱方字據巡宰本補

漢文帝太倉令淳于意方○案原作以字據巡宰本改此以以○案以原作方據巡宰本改療如前法○案法原作二病膝下據巡宰本改月餘二方亦用諸疾別○案所至別五字巡原作若別疾三字據巡宰本改不若玉壺等方○案壺下原有丸字方原作法字並據巡宰本改 外臺卷二十八葉十六至十七右方原出刪繁云范汪同

客忤

治客忤方

療尸厥方 ……熨其兩脇下又取竈中墨如彈丸……以漿水和飲之……三四度也……以竹管吹其耳中……令三四人更互吹之又取梁上塵……小豆許竹管吹入鼻孔中……二十八葉十八右……

取牛子矢半杯以酒三升煮服之（醫心方卷十四治客忤方第四葉九）

尸厥

治尸厥方

以梁上塵如豆者著（以）角中吹鼻中与耳同時吹之

又方

生韭汁灌口中（醫心方卷十四治尸厥方第六葉十二下）

尸注

治尸注毒痛注来方

髮燒灰杏子中人熬令紫色

凡二物分等搗和酒服梧子三丸日三（醫心方卷十四治注病方第十）

一葉二十四上

縊死

療自縊死方　懸其髮令足裁至地，一時許即活

又方　急手掩其口鼻，勿令內氣稍出，二時許氣猥。○案：原脫猥字，據幽寧本補。至即活

又方　以絹急絞身體令堅，以車牛載行三十里許，使人於車上行，踏肩引髮如耳。○案：如原作吹，據幽富本改。

又方　以松子油內口中，令得入咽中則便活。外臺卷二十八葉四十。右四方並未舉卷數

腹痛

四味當歸湯主寒腹痛方

當歸　桂心　乾薑各三兩　甘草二兩炙

右切以水八升煮取三升一服一升日三服虛冷激痛甚者加黃耆芍藥各二兩忌海藻菘菜生葱外臺卷七葉二十三行準

案醫心方引此文有異同今錄如下

當歸湯主寒腹痛方

當歸三兩　桂心三兩　甘草二兩　干薑三兩

凡四物水八升煮得三升服一升日三

當歸丸治寒腹痛如刀刺方

當歸三分 芍藥三分 黃芩四分 桂心一分

凡四物治篩和蜜丸如梧子服十丸先食日三右二方出醫心方卷六治腹痛方第四葉八

療腹中寒氣脹雷鳴切痛胷脅逆滿附子粳米湯方

附子一枚炮八破○案原脫八破二字據宋本醫心方補 半夏半升洗去滑○案原脫去滑二字據宋本醫心方補 甘草一兩炙 大棗十枚擘○原脫擘字據宋本醫心方補 粳米半升

右五味切以水八升煮取米熟去米內藥煮取三升絞去滓適寒溫飲一升日三忌海藻菘菜猪羊肉餳外臺卷七

葉三十四

下痢

療五勞及飽食房室傷胃令人大便數至溷而不能便日數十行劇者下血并婦人產後餘疾腹絞痛方

附子一枚炮

右一味以猪脂如雞子黃大煎附子黎焦候削去上黑皮擣篩蜜和丸先食服如大豆三丸日三稍加可至十九丸長服之永不痢忌猪肉○案原脱忌猪肉三字據熙寧本補 外臺卷二十五葉四十二右方至去文俱云范汪同案原脱范汪同三字據熙寧本補

温中湯療寒下食完出方

甘草炙 乾薑各三兩 蜀椒八十枚汗去閉口及目○案原脱去至目五字據熙寧本改 附子一枚炮四破○案原脱四破二字據熙寧本補

右四味切以水二升煮取一升分爲再服若嘔内橘皮半兩小與老皆取服之良忌海藻菘菜猪肉冷水○案原脱忌至水九字據熙寧本改 外臺卷二十五葉四十三上

苦酒白丸療赤白滯下腸已滑日數行者方

女萎 半夏洗各二兩 附子炮 藜蘆炙去頭各一兩

全漢三國六朝唐宋醫方　西本宝

右四味擣合下篩和以十年苦酒頓丸如梧子若有下

者飲服三丸日三不知稍〻增之忌猪羊狸肉餳○案原脫

忌至餳六字據熙寧本補外臺卷二十[illegible]葉四十三

療得病驘劣服藥不愈因作腸滑下痢膿血日數日〻十行

復行準案疑作腹中絞痛身熱如火頭痛如破其脉如濇方

黃連四兩苦參二兩阿膠一兩

右三味㕮咀以水一斗煮取二升去滓適寒溫服二合

日三少〻益至半升服湯盡者復合以愈為度曾試驗

忌猪肉冷水○案原脫忌至水五字據熙寧本補外臺卷二十五葉四十四下右方未擧卷數

烏梅丸治万種利方

干薑　黄連　蘗炙　黄芩　艾各一兩　烏梅廿枚取肉

右六物丸如梧子服十丸日三老少半良驗

治下利日百行師所不治方

麴末服一方寸匕日三以食愈為度當以粟米粥服之（醫心方卷十一治雜利方第十九葉二十四）

治寒冷下利方

干薑四兩　人參三兩　桔梗四兩　附子四枚炮　半夏三兩洗

凡五物下篩和丸平旦服五丸如梧子日再漸加勿熱食

四順湯治逆順寒冷飲食不調下利方

甘草三兩人參二兩當歸二兩附子一兩干薑三兩

凡五物水七升煮取二升半分三服

四逆湯治下利清穀身反惡寒手足逆冷此為四逆々々湯主之視病人相應便与之方

甘草二兩附子一枚干薑一兩半

凡三物以水三升煮取一升二合分二服 醫心方卷十一治泄利方

第廿葉二十六至二十七

治赤白滯下晝夜數十行方

烏梅剝取皮三兩火熬令干黃連三兩

凡二物治合下篩和蜜丸如梧子晨服十丸不知稍增

可至二三十丸昼夜可六七服若猶不差可增七八十

丸其間歡食勿與服藥相近无黄連可用干薑三兩代

之 醫心方卷十一治白滞下方第廿六葉三十四

治膿血利黄連丸方

黄連三兩 黄芩三兩 龍骨四兩 黄蘗三兩 升麻三兩

凡五物擣下篩蜜和丸如梧子白飲服卅丸日三

治下利赤白膿血桃華湯方

赤石脂二兩擣篩 干薑二兩 附子一兩

凡三物以水五升煮得三升服一升日三 一方有粳米 无附子

並醫心方卷十一治膿血利方第廿七葉三十六

治息下休下方（行準案此句有誤）

酸石榴合皮搗取汁服之（醫心方卷十一治休息利方第廿九葉三十七下）

治腹痛消穀止利服大豆方

取大豆擇皃好者服一合亦日四五服一日中四五合飯後輒服雖非飯後可投間服趣盡四五合欲服時手挼豆令烟烟光明若苦堅難小減豆（醫心方卷十一治泄利方第卅葉三十八至三十九）

治重下方薤滿一虎口以水三升煮取一升頓服不過再神良（醫心方卷十一治重下方第卅一葉四十下）

治大下之後下止嘔噦胸中滿塞水漿不下方

橘皮一兩人參一兩香豉一升桂心二兩生薑五兩半夏三兩

甘草一兩

凡七物切以水九升煑豉取七升去滓内諸藥微火上煑取二升半分三服醫心方卷十一治利後噦方第卅葉四十五

治中寒下以後心下逆滿上衝胸中起欲眩頭方

伏苓四兩桂三兩白术二兩甘草二兩

凡四物以水六升煑取三升分三服醫心方卷十一治利後逆滿方第卅一葉四十五至四十六

利穀道痛方

灸枳實熨之醫心方卷十一治利後穀道痛方第卅二葉四十六

治淋方
取赤斵木鳥食之一頓令尽不過數枚便愈又治淋病 清黎庶昌光緒年刻古逸叢書本隋杜臺卿玉燭寶典卷五葉二十一

治淋方曰取蘩蔞草滿兩手以水煮之亦可常飲 御覽卷一千百卄部葉七十八上

淋

療淋方

取蘩蔞草○案蔞原作縷據醫賁本改又案太觀本此方 惟太平御覽作蘩蔞 草圖經引范汪此方及引外臺秘要此方均作蔞

滿兩手把以水煮服之可常作飲勿不飲也準行 太平御覽

案末句疑有誤又案此方与大觀本草圖經引及引外臺秘要互有不同录九下

治淋用蘩蔞滿兩手水煮飲之亦可常飲 大觀本草卷二十九蘩蔞條葉十上圖經引范汪

治淋取蘩蔞草滿兩手握水煮服之 大觀本草卷二十九蘩蔞條葉十引

外臺秘要

又方

又方

煮莧菜子服之如蘇薑法○集薑原作煨 據外臺本改

又方

露蜂房燒飲服之取如椀大者妙

又方

雞子二枚去白黃以塩內殼中使滿以三升水漬一升攪絞取汁其○臺原作取 據外臺本改殼中塩投汁中攪令調盡服之

又方

滑石 海蛤 雞子殼各等分

右三味搗篩為散以飲服半錢匕日三服漸加至一錢

匕甚良

又方

取地麥草一名地膚草二七把以水二升煮之二可長服一法旦漬取汁飲之良

療淋利小便葵子散方

葵子半升 滑石二兩 石南葉一兩 地榆三兩 石韋一兩去毛 通草一兩

右六味擣篩為散飲服方寸匕日三服良

療淋莖中有石方

取雞屎白半升暴乾熬之令香擣篩為散以酪一云酢漿飲方寸匕日三服到一二日當下石便當於器中

尿石下為驗○案當下石下原有即愈二字並原脱便至驗十字據延寧本補改

療淋師所不能療者神方

取葛上亭長生折斷腹腹中有白子如小米長二三分取著白板子上陰乾燥二三日藥成若有人患十年淋服三枚八九年以還服二枚服時以水著小盃中水如棗許內藥盞中半食頃以爪甲研當令扁扁見於水中仰頭令人寫入咽喉中勿令近牙近則著牙齒間不盡得入咽之也藥雖微小下喉自當覺至下焦淋所有頃藥作大煩急不可堪者飲麥乾飯汁藥勢止也若無麥乾飯汁但水亦可耳老小服三分

一耳〇案一耳原作之二據巡寧本改藥當下淋疾〇案原脱淋疾字據巡寧本補如膿血連連爾石去者或如指頭或青或黃男女服之皆水道去〇案皆水道去原作皆盡據巡寧本改補并療婦人產生後餘疾積聚或成帶下服之皆愈〇案作亦愈據巡寧本改此悉正月二月為芫青三月為王不留行四月五月六月為葛上亭長七月為斑猫〇案斑原作班據巡寧本改九月十月為地膽隨時變耳亭長時當赤身黑若藥不攻〇案原脱藥不攻三字據巡寧本補淋不下〇案原作淋不止據巡寧本改以意斟度更增服之外臺卷二十七葉二至四右九方原出第六十五卷中

治淋滑石散方

葵子汁一 滑石一兩 通草二兩

凡三物冶簁酒服方寸匕日三

治淋栝樓散方

石韋一分 通草一分 栝樓二分 葵子四分

凡四物冶簁先食以麥粥服方寸匕日三無不愈

又方

常以冬葵根作飲良 醫心方卷十二治淋方第四葉九至十

療淋痛方

葵子五合 茯苓 白术 當歸各二兩

右四味切以水七升煑取三升分三服忌雀肉桃李酢

物等○案原脫忌至等八字據巡寧本補外臺卷二十七葉六　右方原出千金云范汪同

療五淋方

䗪蟲五分熬一作蝱虫　斑猫二分去翅足熬　地膽二分去足熬　猪苓三分

右味四擣篩為散每服四分七日進三服夜二服但少腹有熱者去猪苓服藥二日後以器盛小便當有所下肉淋者下碎肉血淋者下如脈○案原脫脈字據巡寧本補短繩若水肉膿氣淋者下如羹上肥石下石或下砂劇者十日即愈禁食羹猪肉生魚葱鹽醋以小麥汁服之良

療五淋神良延命散方

滑石　礬石燒半白○案小島質校白作日未云所據　石膏　車前子

露蜂房炙并白子用之 貝子搗著苦酒中二三宿取細者用之 梔子人 魚齒搗令熟○案嚴校云魚齒當是鯉魚齒本草鯉魚膽下云齒主石淋[illegible] 雞矢白 苦瓠中穰并子熬 特牛陰頭毛燒 芒硝熬令汁盡石各一分 白雞肶胵裹黃皮熬 婦人陰上毛二分燒一方本無

右十四味搗篩為散每服半錢匕加至一錢匕日三夜一服以葵子飲下之三日愈甚者不過六七日愈小便以器盛之當見石及諸物也外臺卷二十七葉九上至十上

療石淋方

鱉甲燒灰搗篩為散酒服方寸匕類服數劑當去石也

又方

取人家雞墻上連蔓薢闊行準案程敬通案云本草無薢闊別本作葛薢即薢草也又名勤草又小島氏案云唐本草薢草主五淋利小便俗名葛薢蔓本草和名引稽疑一名葛勒蔓本文云薢闊必是葛薢搖出見其根挽斷以杯於坎中承其汁服之一升不自當出若不出更服一升

又方

取車前子二升用絹囊盛之以水八升煮取三升去滓頓服之移日又服不當下也宿不得○案至作宿勿擣與字本

效食之神良

又方

柏子人　芥子　滑石各等分

右三味擣篩為散以麥汁飲服方寸匕日三服已效

又方

牛角燒灰服方寸匕日五六服任意飲酒

又方

瞿麥子擣為末酒服方寸匕日三服到○案原作至據影宋本改一二日當下石小便於器中○案原脫小至中五字據影宋本補　又香蒿擣作屑以酢漿飲服方寸匕日三至二三日當下石外臺卷二十七葉十下至十一上

療石淋方

鯉魚齒一升見齒一升擣篩以三歲苦酒和分為三服宿不食旦服一分日中服一分暮服一分外臺卷二十七葉十一下右方亞出集驗云范汪同

石淋常散方

石常去毛 滑石各三分

右二味擣篩為散用米汁若蜜服一刀圭日二服

又方

取生樣葉擣絞取汁三升為三服無苦毒〇案肘無苦毒三字

擣豎寧 石自出外臺卷二十七葉十二右方本補原出古今錄驗云范汪同

療血淋不絕雞蘇飲子方

雞蘇一握 竹葉一握切 石膏八分碎 生地黃一升切 蜀葵子四分末湯成下

右五味以水六升煮取二升去滓和葵子末分溫二服如人行四五里久進一服外臺卷二十七葉十三右方原出廣濟云范汪同

不得小便

療胞轉不得小便方

用蒲席捲人倒立○案巡事本作到立令至地三反則通

又方

雀矢半合 車前子 滑石各四兩 通草 芍藥各二兩

右五味切以水七升煮取三升服五合日二先食服○案

服匙宋本作便得 立愈

療胞轉欲死及失溺方。案溺宋本作弱

取豆醬清和竈。案原作灶，據宋本改突中黑。案小島氏云黑當加土黄

如豆大，内陰孔中，立愈。外臺卷二十七葉二十九

治小便不利，取白魚二七擣之，令糜爛，分為數丸，頓服之

即通也。太平御覽卷九百四十六條葉五

治不得小便方：曰取螻蛄大者二枚，斷取体下，以一升水

漬之，去皮，飲之，須臾便通。太平御覽卷九百四十八蟲豸部五螻蛄條葉六下

治小便不通方

取陳葵子一升，淳酒三升，煑之，服盡。醫心方卷十二治小便不通方

弟十七
葉卅上

療胞不得小便方

真琥珀一兩 葱白十四莖

右二味以水四升煮取三升去葱白末琥珀細篩下湯中溫服一升日三服大利○案大利原作佳據醫字本改

張苗說不得小便者爲胞轉或○案醫字本作爲爲寒熱氣所迫胞屈辟不得充張津液不入其中爲尿及在胞中尿不出方

當以葱葉除尖頭內入莖中孔吹之初漸漸以極大吹之令氣入胞中得脹乘○案原得脹乘三字據醫字本補津液得○案原脫

得字據寧本補遍入便愈也朱郁用此藥療郭廗將十五歲男

用

葵子一升 通草 甘草炙二兩 石韋去毛一兩半 滑石四兩 榆皮

二升

右六味以水一斗煮取三升分服外臺卷二十七葉四十右二方原出古今錄驗云范汪同

小便血方

治小便血方 烏芋根五升擣取汁服一升醫心方卷十二治小便血方第廿二葉卅四下

療小便血菟絲丸方

菟絲子　蒲黄　乾地黄　白芷　荊實　葵子

敗醬　當歸　茯苓　芎藭各二兩

右十味合擣爲末以白蜜和丸如梧子大飲服二丸日三服不知加至五六丸劉洪紀方已効常服忌酢物蕪荑外臺卷二十七葉四十一

右方原出小品云范汪同

療小便出血方

龍骨末二方寸匕温酒一升服之日三服

又方

當歸四兩酒三升煮取一升頓服之外臺卷二十七葉四十二下右

右二方原出文仲云范汪同

小便黃白方

治小便利多而或白精從溺後出方

栝樓三分 滑石二分 石韋一分

三物爲散麥粥服方寸匕日三

治小便白溺而多方

桑茸三分 甘草五分 二物爲散以漿酢服方寸匕日三

治虛羸小便青黃白黑白丸米汁方

白善六分 龍骨五分 牡蠣二分 小豆三兩熬 土萇根二分

凡五物治篩以酒服一方寸匕日三 醫心方十二治小便黃赤白黑方第

廿一葉卅三至卅四

范東陽方卷十六

淡飲

薑椒湯主胃中積聚淡飲〇案原作痰飲據宋本改飲食減少胃氣不足欬逆吐哯方

半夏三兩洗 生薑汁七合 桂心 附子炮 甘草炙 茯苓

桔梗各一兩 蜀椒二合汗 橘

右九味切以水七升煮取二升半去滓內薑汁煎取二升〇案原作四升據宋本醫宗、本改半分三服、三劑佳若欲服大散并諸五石丸必先服此方及進黃耆丸輩必佳忌海藻菘菜羊肉餳生葱豬肉冷水酢物

白术茯苓湯主胸中結痰飲○案原作痰飲擬宋本改癖結臍下弦滿

嘔逆不得食亦主風水方

白术（五兩） 茯苓（三兩） 橘皮 當歸 附子（炮，各二兩） 生薑 半

夏（各四兩，切） 桂（四兩） 細辛（四兩，一作人參）

右九味切以水一斗煮取三升分三服，三劑良。忌羊

肉餳桃李雀肉豬肉冷水生葱生菜酢物等

旋復花湯主胸膈痰結唾如膠不下食者方

烏頭（五枚，去皮，熬） 旋復花 細辛 前胡 甘草（炙） 茯苓

（各二兩） 半夏（一兩，洗） 生薑（八兩） 桂二（四兩）

右九味切以水九升煮取三升分為三服忌羊肉餳海

菘菜生蔥酢物豬肉冷水等 外臺卷八葉四至五

大甘遂丸療久澼留水澼飲方

芫花熬 甘遂 葶藶子熬 大黃 苦參 大戟 芒消 貝母 桂心各一兩 杏人三十枚熬□案原脫熬字據宋本補 巴豆三十枚去心皮熬 烏喙三分炮令拆□案拆原作折據宋本改

右十二味擣篩其巴豆杏人擣如膏合以蜜和丸如大豆許服二丸日三服不知稍加以意將息之大佳療大水飲病忌食蘆筍豬肉生蔥等 外臺卷八葉六上

溢飲者當發其汗大青龍湯主之方

麻黃六兩去節 桂心二兩 甘草炙二兩 生薑三兩 石膏如雞子一枚

杏人四十枚去雙人尖皮○案原脫雙人兩字據宋本脈經本補大棗十枚擘○擘原脫擘字據脈經本補

右七味㕮咀以水九升先煮麻黃減二升乃內諸藥煮取三升絞去滓適寒溫服一升溫覆令汗汗出多者溫粉粉之一服汗出者勿後服汗出多亡陽逆虛惡風煩躁不得眠脈微弱汗出惡風不可服服之則厥逆筋惕肉瞤此爲逆也忌海藻菘菜生葱外臺卷八第七上

病支飲不得息葶藶大棗瀉肺湯主之方

葶藶熬令紫色冶合自丸丸如彈丸大棗廿枚以水二升煮棗令得一升去棗內藥一丸復煎得一升頓服之醫心方卷九治淡飲方第

七葉十七至十八

海藻丸療腹中留飲方

海藻　木防已　甘遂　茯苓　椒熬○案原作蜀椒去汗據宋本此字本改　芫花熬　葶藶子一兩熬各

右七味擣篩和爲丸如梧子服十丸不差爲增之外臺卷八葉十一大觀本草卷九海藻條葉十一下圖經注引此方未載藥品

癭酒方用海藻一斤絹袋盛以清酒二升浸春夏二日秋冬三日一服兩合日三酒盡更合飲之如前滓乾暴末服方寸匕日三不過兩劑皆差大觀本草卷九海藻條圖經引葉十二

千金丸療心腹留飲宿食方

沙參　丹參　苦參　桂心各二分　石膏五分研　人參一分

大黃一分　半夏五分洗　乾薑五分　戎鹽一分　巴豆六十枚去皮心以湯百湅

之後熬令黃色別研之○案原脫附子一分以至之十三字據宋本監寧本補

右十二味皆擣合以白蜜和如小豆吞一丸日再令人

先食服一丸不知稍益以知為度忌豬肉冷水羊肉餳

蘆笋生葱

療留飲宿食桑耳丸方

桑耳二兩　巴豆一兩去皮熬黃五升米下○案原脫熬至下六字據宋本監寧本補

主留飲宿食芫花丸方

芫花一兩熬　大黃　甘遂　黃連　麻黃去節　杏人去皮尖兩

人参各二两○案原脱两至两六字据宋本照寅本补　甘草炙　附子炮令坼各一两○案原脱坼字据宋本照寅本补　巴豆五十枚去皮心熬令变色○案原脱熬令变色七字据宋本照寅本补

右九味捣筛杏人巴豆别捣如膏合和以蜜丸如小豆先食服一丸日再不知稍增以知为度忌海藻菘菜猪肉冷水芦笋等

顺流紫丸疗百病留饮宿食心下伏痛四肢烦疼男子五劳七伤妇人产有余疾等方

当归　代赭各一分○案作代赭据宋本改　茯苓　乌贼鱼骨

桂心各三分　肉苁蓉各二分　藜芦五分小熬　巴豆六十枚去心皮熬○案原脱熬

字據宋本熙寧本補

右八味擣篩白蜜和丸先食服如小豆一丸日再不知增之欲下倍服之別擣巴豆令如膏忌生葱狸肉酢物野猪肉蘆笋等○案忌豬等字據熙寧本補　外臺卷八葉十三至十四

病淡飲者○案淡原作痰據宋本改下同當以溫藥和之療心腹虛冷游淡氣上胸脅滿不下食嘔逆胸中冷半夏湯方

半夏洗一升　生薑一斤　橘皮四兩

右三味切以水一斗煮取三升分三服若心中急及心痛內桂心○案原作桂枝據熙寧本改四兩若腹痛內當歸四兩羸瘦老小者服之佳忌羊肉餳

又方

半夏一升湯洗 生薑一斤 桂心三兩 甘草三兩炙

右四味切以水七升煮取二升半分三服忌海藻菘菜

羊肉餳生葱 外臺卷八葉十九至二十

療大便難方

單用豉清醬清羊酪土瓜根汁並單灌之立出 外臺卷二十七葉二十下右方 原出千金云范汪同

不得大便或十日一月方

葵子二升水四升煮取一升去滓一服不愈重作服

良忌蒜炙肉 外臺卷二十七葉二十一 右方亦出備急云范汪同

療卒大便閉澀不通方

穿猪膋一枚內下部中倒瀉之 外臺卷二十七葉二十四右方亦出備急

治大便不通方

用豆醬內下部中則通

又方

醬中菜切令如指長三寸內大孔中 醫心方卷十二大便不通方第十三葉十九

療下部閉不通方

取烏梅五顆著湯漬須臾出核取熟擣之次彈丸內

下部中即通也

又方

取蒴藋根一把擣末水和絞去滓強人服一升數用

有効兼療脚氣

療大小便不通三陽實大便不通方

榆白皮三兩 桂心二兩 滑石六兩 甘草三兩炙

右四味以水一斗煑取三升分三服忌海藻菘菜生葱

外臺卷二十七葉二十五至二十六

治大小便不出方

豆豬內下部中令人吹則通小便以塩內莖中則利

良醫心方卷十二治大小便不通方第十二葉十八下

大便下血方

治下血方

干地黄五兩 膠三兩炙

凡二物治蓰分三服

又方

干地黄下蒒以酒服方寸匕日三

治大便血諸血衄血方

烏賊魚骨五分 棗耳一枚

凡二物治蒒酒服方寸匕日三醫心方卷十二治大便下血方第十六葉廿六

范東陽方卷十七

小便數

療小便數而多方

黄連二分 苦參二分 麥門冬一兩去心 土瓜根 龍膽各一分

右五味擣篩以蜜丸如梧子每服十丸加至二十丸良

一方無苦參有黄芩

又方

栝樓汁十分 黄連五分

右二味擣篩為散每服方寸匕日三良

又方

瞿麥二兩 滑石一兩 葵子一升 黃芩一兩 甘草一兩炙

右五味切以水六升煮取三升去滓一服六合

又方

桃仁一味㕮咀酒一升煮三沸去滓分為三服強人一服盡之外臺卷二十七葉四十三至四十四

治小便一日一夜數十行方

菖蒲 黃連

二物分等冶篩酒服方寸匕

又方

石膏半斤㕮咀以水一斗煮取五升稍服醫心方卷十二治小

便數方第十九

葉卅一上

療小便數而多方

羊肺羹內少許羊肉合作之調和鹽豉常食之法多少任意不過三具效 外臺卷二十七葉四十四右 方原出集驗云范汪同

遺尿

治人喜遺尿方

防已 防風各三分 葵子二分

冶末服方寸匕一方防已三兩

又方

礬石牡蠣分等冶合以黍粥服方寸匕日三 醫心方卷十二

治遺尿方第廿三
葉三十五至三十六見

療遺尿方

取雄雞腸燒灰爲末用三指一撮服之朝暮服當愈

外臺卷二十七葉三十六
右方原出集驗云范汪同

范東陽方卷十八

心痛

療心痛黃連湯方

黃連八兩

右一物㕮咀以水七升煮取一升五合絞去滓適寒溫飲五合日三忌猪肉冷水 外臺卷七葉三右方原出古今錄驗云范汪同

療心切痛引背胸下畜氣在胃 ○案畜原作蓄並脫在字據外臺本改 中有宿食茱萸丸方

成擇吳茱萸一升句㕮咀 ○案原脫成擇及句㕮咀三字據宋本外臺本補擇外臺宋本作擇

蜀椒五升句㕮咀 ○案原脫句㕮咀三字據宋本外臺本補

甘草二兩炙㕮咀 ○案原脫㕮

咀二字據宋本延字本補乾地黃一斤㕮咀○案原脫㕮咀二字據宋本延字本補

右四味以清酒三升漬三宿絞取汁銅器中煎令沸麥

門冬五升去心乾漆一斤㕮咀○案原脫㕮咀二字據宋本延字本補内

煎中色黃役去之内成鑠六安○案原脫成鑠六安四字據宋本延字本補延

字本鑠作擇石斛五兩阿膠一斤白蜜六斤凡九味以湯煎

令可丸取如棗大含稍稍咽之日三甚者日五六服藥

溫中下氣積益体中病○案原脫藥至病十字據宋本延字本補膝脛重

痛者加石斛少氣加麥门冬服藥五日魚當下癥忌海

藻菘菜蕪荑等奉車都尉陳蓋試有驗○案奉至驗九字據宋本大書

芫花湯主卒心痛連背背痛徹心心腹并懊痛如鬼所刺

絞急欲死者方

芫花十分 大黃十分

右二味擣下篩取四寸方匕著二升半苦酒中合煎得一升二合頓服盡須臾當吐吐便愈老小從少起此療強實人良若虛冷心痛恐未必可服并臺卷七葉十一至十二

心痛徹背背痛徹心烏頭赤石脂丸主之方

烏頭二分宋本作一分炮去皮○附子一分炮去皮 赤石脂二分 乾薑二分

蜀汗一分

右五味擣篩蜜和丸先食服如麻子大一服三丸少少加之忌豬肉冷水外臺卷七葉十一右方原出仲景云范汪同

療卒心痛方

白艾成熟者三升以水三升煮取一升去滓頓服之

若為客氣所中者當吐蟲物出（外臺卷七葉十二右方亦出肘後云范汪同）

治卒心痛一物桂心散方

桂心一兩為散溫酒服方寸匕日三不飲酒以米飲服之○（外臺卷七葉十三至十四引集驗此方云范汪同藥同而文異）

備急丸方

巴豆一分大黃二分干薑二分搗篩異治巴豆合丸如大豆有急取二三丸以水服之（醫心方卷六治心痛方第三葉六上）

療心卒痛方

苦酒一升破雞子一枚著中合攪飲之好酒亦佳外臺卷七葉十四右方原出張文仲云范汪同

療胸中寒熱心痛清唾滿口數數欲吐食不化乾薑丸方

乾薑六分 桂心六分 礬石一分熬令汁盡 半夏一分湯洗○案原脫湯洗二字據巡寧本補 蜀椒一分去閉口者及目汗○案原脫去至汗七字據宋本巡寧本改宋本元目字據巡寧本補

右五味擣篩蜜和丸如大豆許服二丸日三不知稍加以知為度忌生葱羊肉餳外臺卷七葉十六至十七

心下懸痛諸逆大虛者桂心生薑枳實湯主之方

桂心三兩 生薑三兩 枳實五枚炙破四片○案原脫破四片三字據宋本巡寧本補

右三味切以水六升煑取三升去滓温分三服忌生

葱外臺卷七葉十七右方學生仲景云范汪同

療久心痛烏頭赤石脂丸方

赤石脂　乾薑　桂心　椒汗去閉口及目○案原脫去至目五字據宋本

此字本補烏頭炮

右五味分末之蜜和丸如梧子服三丸日三以知爲度赤

石脂當取斑斑赤中者忌猪肉冷水生葱外臺卷七葉二十上

療心痛冷熱方

取伏龍肝末煑水服之方寸匕若冷以酒和服差外臺

卷七葉二十二

心疝

療心疝後繞臍痛上支膂心下痛方

芍藥 桔梗 細辛 蜀椒汗 桂心 乾薑各三分

附子一分炮

右七味末之合蜜和為丸如梧子服七丸以酒下日二服忌猪肉冷水生葱生菜等

療三十年心疝神方

真射茵醱者 好新好茛菜一名殺子

右二味等分擣篩蜜和丸服如麻子二丸日三藥勢盡乃煞食良秘 ○崔氏秘字攜與寅本補已用得差 劉國英所秘

口心疝方

灸兩足大指甲宍○案原作寅甲宍各半炷隨年壯據以前本改下同

良○案程敬通案云寅當作肉行準案宍原為六朝以来肉字之俗體至唐宋猶然或作宍　醫心方卷十治諸疝方第二葉七云治心疝灸法兩足大指甲本甲宍之際甲内各半主隨年壯其文稍異

心疝發時心腹痛欲死方

灸足心及足大指甲後横理節上及大指岐間白黑肉際百壯則止已上醫心方卷十治諸疝方第二葉七同　足心者在足下偏近大指本節際不當足之心中央也外臺卷七葉五十五

范東陽方卷十九

九蟲

療長蟲雜方

取楝實以淳苦酒中漬再宿以綿裹內下部中令人三寸許一日易之外臺卷二十六葉三十九 右方原出集驗云范汪同

貫衆丸主療九蟲動作諸[redacted]病方

貫衆熬石蠶熬五分狼牙四分藜雚蘆二分○案雚蘆原作雚蘆 案東脫雚蘆本草五字

據宋本補此字本蜀漆六分殭蠶熬三分雷丸六分蕪荑 見秘藘兩字餘同 炙

四分厚朴三分檳榔六分

右十味擣篩蜜和為○案脫和為二字據此字本補丸空心煖漿水服

三十九日三不知稍、加之白蟲用榧子湯服 外臺卷二十六葉三十六右方原出集驗云范汪同

蛔蟲攻心腹痛方

取薏苡根二斤剉以水七升煑取三升先食盡服之蟲死盡出 外臺卷二十六葉四十右方原出集驗云范汪同

療白蟲橘皮丸方

橘皮四分 牙子 蕪荑各六分

右三味擣篩蜜丸如梧子以漿水下三十丸先食日再服

又方

狼牙五兩

右一味擣篩丸如麻子大宿不食明旦空腹以漿水下一合服盡差

又方

橘實○案原作棟實據宋本延字本改破其上取皮中子擣合蜜丸如梧子宿不食旦以醋漿水若米汁下三百丸然食○案原脫然食二字據延字本補二並死下○案原脫下字據延字本補或以糜爛皮亦可丸服八十丸忌如常法外臺卷二十六葉四十三

療白蟲方

淳漆三合豬血三合

右二味相和微火上煎之不著手成宿勿食空腹旦先吃肥香脯一斤服如大豆許一百丸日中蟲悉出六主蚘蟲 外臺卷二十六葉四十二 右方原出肘後云范汪同

療白蟲方

取茱萸北陰根洗去土切以酒一升漬一宿平旦去滓分再服凡茱萸皆用細根東北陰者良若指以上大者皆不佳用之無力 外臺卷二十六葉四十五 右方原出千金云范汪同

療蟯蟲蕪花散方

蕪花 狼牙 雷丸 桃人去皮尖熬各三分○案原脫熬至分四字據宋本醫字本補

右四味擣散宿勿食平旦以飲服方寸匕當下蟲也

巴豆白膏療蟯蟲方

巴豆一枚燒令烟斷去心皮 桃人四枚熬令黑去皮

右二味合擣作三丸大人清旦未食以漿水○案原脫水字據熙寧本補服盡少小服一丸若不下明旦更復作服外臺卷二十六葉四十六

療蟯蟲在胃中漸漸羸人方

淳酒 白蜜 好漆各一升

右三味合銅器中微火上煎之令可丸丸如桃核大一枚宿勿食空腹溫酒下蟲不下再服之外臺卷二十六葉四十六右方

原出千金云范汪同

治蟯蟲方

練實淳苦酒中再宿以綿裹之塞穀道中令入二寸日易醫心方卷七治蟯虫方第廿葉二十四

療虫方o案照寫本作療之方

取七月七日蒺藜子陰乾燒作灰先食服方寸匕一服三日止

又方

以好鹽末二兩淳酒半升於銅器中煮令數沸宿勿食清旦溫o案照寫本溫作沸空腹服之外臺卷二十六葉四十七右二

方原出陶氏
云范汪同

療三蟲白歛丸方

白歛　狼牙　藋蘆　桃花　貫衆各三分　橘皮二分
蕪荑仁一分

右七味搗篩蜜丸如小豆大宿勿食旦以將水服水一劑日中乃食立下男子病大腹面黄欲食肉服此藥下赤蟲如笋莖者一尺所有頭目百餘枚病愈又九江謝丘病臍下有積大如杯小腹亦堅伏痛上下移嘔逆喜唾心下常痛欲食肉服此藥下蟲無頭足赤身有口尾二百餘枚得愈又九江陳防痛大腹煩滿常欲食生菜服

吞

此藥下白蟲大如臂小者百餘枚立差姙身婦人不得

服之

療三蟲竹節丸方

燒竹節 雷丸各三分 錫屑二分 橘皮一分半

右四味擣下○案原脫下字据此宋本補篩蜜丸如梧子大一服八

九日三服三日斷口也○案原脫三至也五字據宋本補

療三蟲芎藭散方

芎藭 雷丸 桔梗 白芷各四分

右四味擣散以蜜飲若酒或米汁服方寸匕日三服又

可□□□□○案此據宋本空四字位用蜜丸如梧子大各十三丸當

稍稍下不見盡○案原脫見字據熙寧本補更○案熙寧本无更字服一劑外臺卷二十六葉四十八下至四十九下

療三蟲方

真珠一兩研　亂髮如雞子大燒末

右二味內苦酒中旦空腹頓服之令盡外臺卷二十六葉四十八上右方原出肘後云范汪同

療三蟲方

雚蘆四兩熬　乾漆二兩熬　吳茱萸四兩

右三味為末依前先嚼脯以粥清服方寸匕日一服秘要法○案原脫秘要法三字據熙寧本補外臺卷二十六葉四十九下右方原出備急云范汪同

范東陽方卷二十

栝樓湯主渴飲方

栝樓根内黄脉少者三兩

右一味切以水五升煮取一升分二服先以青淡竹瀝一升合水二升煮好銀二兩減半去銀先與病人飲之訖須臾後乃服栝樓湯與銀汁須於服外臺卷二葉十七至十八

眞本三國六朝唐宋醫方　西谷室

范東陽方卷二十一

療胃氣虛不欲食四肢重短氣調和五藏并療諸病調中湯方

薤白（一斤切） 枳實（六枚炙） 橘皮（三枚） 大棗（十二枚擘〇案原脫擘字據監寧本）

補 粳米（三合） 香豉（六合）

右六味切枳實橘皮夷以水六升先煮薤得四升內諸藥煮取一升半適寒溫服中分服之良一方生薑四分

外臺卷八 葉三十六

胃反

後三方入此

治胃反不受食〻已嘔出四物當歸湯方

白蜜一升 當歸二兩 人參二兩 半夏一升

凡四物㕮咀以水二斗合蜜揚百遍卌過內藥銅器中

煎得六升〻再服加至一時復盡

橘皮湯治嘔吐反逆食飲不下方

人參一兩 橘皮二兩 白朮一兩 生薑三兩 甘草二兩炙

凡五物切以水一斗煑取三升先食服一升日三 醫心方卷

九治胃反吐食方 第九葉二十一

「嘔吐

半夏湯治胃中逆氣而歐欲死方

以下三方又胃反篇

人參二兩 伏苓二兩 生薑三兩 白蜜五合 半夏三升洗

右五物以蜜内六升水中撓之百過以餘藥合投中煑

得三升分四服禁冷食治干歔亦用此 醫心方卷九治歔吐方第十六

葉三十

治卒干歔煩悶方

用甘蔗擣之取汁溫服一升日三 醫心方卷九治干嘔方第十七葉三

十一

下

治腹痛消穀止利服大豆方

取大豆蘭擣兒好者服一合日四五服一日中四五

飯後輙服雖非飯後可投闇服趣尽四五合欲服時手挼豆令烟烟光明若苦堅雖小減豆

治食生冷之物或寒時衣薄當風食不消或夜食以卧不消化心腹煩痛脹急或連日不化方

燒地令熱以蒋席布上卧上厚覆取汗愈醫心方卷九治宿食不消方第十一葉二十二至二十三

治久寒不欲飲食數十歲方

茱萸八合　生薑一斤切　消石一升

凡三物清酒一升水五合煮取令得四升絞去滓温飲二升病即下去勿復服也醫心方卷九治寒冷不食方第十一葉二十四下

范東陽方卷二十八

水腫

黃帝問曰水与膚脹鼓脹腸覃石瘕何以别之岐伯對曰水始起也目裹〇案原作囊據熙寧本改上微腫如新卧起之狀頸脈動時欬陰股間寒足脛腫腹乃大其水已成也以手按其腹隨手而起如裹水之狀此其候也膚脹者寒氣客於皮膚之間鼛鼛然不堅腹大身盡腫皮厚按其腹陷而不起腹色不變此其候也鼓脹者腹脹身腫大与膚脹等其〇案原脫其字據熙寧本補色倉黃腹脈起此其候也腸覃者〇案腸熙寧本作脹寒氣客於腸外与衛氣相薄正氣不得營因有所繫癖〇案

癖熙寧本作瘕而内著惡氣乃起息肉○案原作瘜肉據熙寧本改乃生其始生也○案熙寧本无生字大如雞卵稍以益大至其成也若懷子之狀久者離歲月按之則堅推之則移月事不以時下此其候也石瘕者生於胞中寒客於子門子門閉塞不得通惡血當寫不寫衃○案熙寧本作衄以留止日以益大狀如懷子月事不以時下皆生於女子可導而下曰膚脹鼓脹可刺耶對曰先寫其脹之血絡後調其經亦刺去其血脉師曰病有風水有皮水有正水有石水有黃汗風水其脉自浮外證骨節疼痛其人惡風皮水其脉亦浮外證胕腫按之没指不惡風其腹如鼓○案熙寧本作皷不滿不渴當發其汗正水

其脉沈遲外證自喘石水其脉自沈外證腹滿不喘黄汗其脉沈遲身体發熱胸滿四肢頭面腫○案照寫本无頭股兩字久未愈必致癰膿外臺卷二十葉二右文原出甲乙經辛卷云范汪同

療水腫方

葶藶子一兩熬黑 甘遂一兩熬 吴茱萸四兩

右三味别擣篩下篩和以蜜丸如梧子服可至五丸唯

葶藶丸療水腫方

葶藶一兩熬 吴茱萸一兩

右二味各别擣篩合以蜜和更擣二萬杵藥成飲服二丸如梧實不知增之當以小便利及下爲候若下者但

可清旦一服若不下但小便利者日可再三服常將服
腫消耳一名二利丸

利小便消水腫李核丸方

郁李核人三分（口案此亭本作郁李中人）松蘿三分 海藻二分 桂心二分 大黃五分 葶藶五分熬 黃連二分 通草一分 石韋一分去毛

右九味擣合下篩和以蜜丸如梧子先食飲服七丸日二稍增以知為度（外臺卷二十葉二至三）

療水病方

黃連末

右一味以蜜和擣萬杵丸如梧子飲服二丸可至三四丸

禁飲水并治物

又方

以苦酒一升飲之一方取塩豉各一撮以飲飲之一方取角木葉滿席口搗取汁飲之　外臺卷二十　葉七

療（治）十種水腫丸方

第一之水先從面目腫遍一身名曰青水其根在肝大戟主之（大書）

第二之水先從心腫名曰赤水其根在心葶藶主之（大书）

第三之水先從腹腫名曰黃水其根在脾甘遂主之（大书）

第四之水先從脚腫名曰白水其根在肺藁本主之

第五之水先從足趺腫名曰黑水其根在腎連翹主之
第六之水先從面腫至足名曰玄水其根在膽芫花主之
第七之水先從四支起腫滿大身盡腫名曰風水其根在胃澤漆主之
第八之水四支小其腹腫滿獨大名曰石水其根在膀光桑根白皮主之
第十之水乍盛乍虛乍來乍去名曰氣水其根在大腸赤小豆主之
凡十病藥皆主之分等所病形同倍之治合白蜜丸如小豆先食服一丸日三欲下病服三丸人弱者以意節之治宿食流飲寒溫病禁辛菜豬肉生魚不禁敦之醫心方卷十治十水腫方第廿葉三十 外臺卷二十葉十至十一云右方系出古今錄驗云范汪同

療十水大黄丸方

大黄一分 消石一分 大戟一分熬 甘遂一分熬 芫花一分熬 椒目一分 葶藶一分熬 ○案原脱熬字據延年本補

右七味擣合下篩以蜜和丸如小豆先食飲服一丸日再漸增以知為度外臺卷二十葉十一

療卒腫滿身面皆洪大方

用大鯉魚一頭以淳苦酒三升煑之令苦酒盡訖乃食魚勿用醋及鹽豉他物雜也不過再作愈

又方

車下李核中人十枚研令熟粳米三合研令破以四

升水中煑作粥合得一二升服之日三作末消賷十核

外臺卷二十葉十七至十八

治卒腫大戟洗湯方

大戟四兩　莽草二兩　茵芋二兩　大黃二兩　黃連二兩　芒消二兩　葶藶二兩　皂莢二兩

凡八物㕮咀以水一斗五升煑得一斗絞去滓洗腫上日三

治諸卒腫風擊痛方

末芥子溫湯和塗腫上以帖燥復易不堪其痛甚者小塗之已試

醫心方卷十治身面卒腫方第廿三葉三十三至三十四

療卒腫滿身面皆洪大方

商陸根一斤刮去皮薄切之煮令爛去滓內羊肉一斤下葱塩豉亦如常作臛法隨意食之腫差後亦可宜作此可常搗商陸與米中拌蒸作餅子食之忌犬肉 外臺卷二十葉十七右 方原出肘後云范汪同

療祖承郎水腫遍身 ○案原作通身據此宋本改 衆醫不能療得此湯一劑一夜小便五六升即差療水欬逆氣通身流腫短氣腹滿晝夜 ○案此宋本作晝夜 倚壁不得臥喉中水雞鳴白前湯方

白前 六分 紫菀 二兩 半夏 五合洗之三十遍 又方四兩 生澤漆根 一七合 一方三兩

右四味切以水一斗内藥刻誌水度復加水七升微火

煎令至刻去滓次内藥七種白朮二兩吳茱萸五合桂

心三兩人參一兩乾薑一兩或生薑五兩栝樓五合或

六合六物微火煮取三升半分三服小便當利或當溏

下勿怪氣即低腫減呂計方經傳楊氏有驗忌羊肉餳

桃李雀肉生葱外臺卷二十葉二十二右方原出古今錄驗云范汪同

療大水腫腹如鼓堅為石方

葶藶一升熬　椒目一升　芒消六兩　水銀十二兩

右四味以水煮鍊水銀三日(三)夜數益水要當令黃白以

合擣藥六萬杵自令相和為梧子先食服一丸日三日

增一九至十九不知更從一九始病當從小便利當飲
好牛肉羊羹晝夜五飲当令補養禁豬肉生魚菜勿忘
飲漿水渴飲羹汁少少善鄰夫人常服○案原脫鄰至服八字據遐寧本補外臺卷二十葉二十四
右方原出古今錄驗云范汪同
皮水一身盡腫面目悉腫甘草麻黃湯主之方
甘草二兩炙㕮咀之○案原脫㕮咀之三據遐寧本補 甘草四兩寸折去節○案原脫寸折二字據遐寧本補
右二味以五升水先煮麻黃再沸去上沫乃內甘草煮
得一升絞去滓適寒溫先服一升重覆之日移二丈所
當汗出汗出勿復服不汗乃復服当慎護風寒數日乃

出入忌海藻菘菜 外臺卷二十葉二十九

皮水越婢湯加朮主之方

麻黃六兩去節 大棗十二枚擘 白朮四兩 生薑三兩切 甘草二兩炙

石膏半斤碎綿裹〇案原脫碎綿裹三字據延亭本補

右六味㕮咀以水七升煑麻黃一二沸去上沫乃內餘藥煑取三升絞去滓適寒溫服七合日三忌海藻菘菜桃李雀肉等 案原作忌同前脫海藻等九字據延亭本補改 外臺卷二十葉二十九右方原出古今錄驗云范汪同

療水腫從足始轉上入腹則殺人豚肝方

一 生豬肝一具煑以令食方一物〇案原作煑以食法並脫一物二字據延亭本

補

細切頓食令盡不得用鹽可用苦酒猪重五六十斤以上肝者一頓啖盡百斤以上猪中分服再食〇案原作猪猪者分兩服據延字本改補

若但兩足腫者方

剉葱葉煮令爛以漬之日三四度良也外臺卷二十葉三十下

治身體流腫心下脹滿短氣逆害飲食方

大豆一斗以水三斗煮之令得一斗七升去滓内一斗好酒合煎之令得一斗七升服一升日三醫心方卷十治通身水腫方第十九葉二十六至二十七

療身體暴腫如吹方

巴豆三十枚合皮㕮咀

右一味以水五升煑取三升綿内汁中以拭腫上隨手減矣日五六拭勿近目及陰外臺卷二十葉三十三右方亦出集驗云范汪同

療久腫新腫方

黑大豆一斗清水一斗煑之令得八升去豆以八升薄酒投中更微火上煎令得八升一服之為佳不能者案醫心方本不作石亦可分再三服石腫當隨小便去腫除後渴雖忍要不可飲慎之外臺卷二十八葉三十八

療男女新久腫得惡○案醫心方本惡作無暴風入腹婦女新產上圊○案醫心方本作圖風入藏中如馬鞭者噓吸短氣欬嗽大豆煎方

大豆一斗擇令淨以水五斗煮取一斗三升澄清内釜中以一斗半美酒内汁中更煎取九升宿勿食○案與寅本作切食旦服○案孫作且服擾一本段三升溫覆取汗兩食頃當下去風氣腫減慎風冷十日平復也除日合服之若急不可待逐急合服無令六畜婦人見之腫差更服三升若醒醒差○案孫服更至差八字今據孫本補句服之神驗也亦可任性飲之常使酒氣相接外臺卷二十葉三十八右方至出千金翼云已同

全漢三國六朝石圖文 [illegible]

范東陽方卷三十

桂枝湯療太陽中風陽浮陰弱陽浮者熱自發陰弱者汗自出嗇嗇惡寒淅淅惡風翕翕發熱鼻鳴乾嘔方

桂枝　芍藥　生薑各三兩　甘草二兩炙　大棗十二枚擘

右五物○案原作味據宋本影寫本改切薑擘棗次切餘藥以水七升煮棗令爛去滓乃內諸藥水少者益之煮令微微沸得三升去滓服一升日三小兒以意減之初一服便得汗出者後服小小闊其間不得汗者小小促之令其藥勢相及汗出自護如服六物青散法若病重者宜夜服

若〻

○案宜原作疊據宋本巡寧本補改特須避風若服一劑晬不解病重證不變者當更服之至有不肯汗出服二三劑乃愈服此藥須亦當飲熱粥以助藥力者〻初得病甚便以火發汗火氣太過汗出不解煩躁不得寐因此湯加龍骨牡蠣各三兩減桂心生薑各一兩不用芍藥若虛勞裏急腹中痛者取前桂枝湯二升加膠飴音夷餳也○案原脫音至也四字小注據宋本巡寧本補一升適寒溫分再服若得大汗出者取前只用桂枝湯二兩發汗後重發汗亡陽讝語○案讝原作譫據宋本改其脈反和者不死發汗已解半日所○案所原作許據宋本改重發煩其脈浮數可復發汗宜桂枝湯方忌海藻生葱菘菜等物○案原脫

物字據宋本延寧本補　外臺卷二葉二至三右方原出仲景

駃豉丸療傷寒留飲宿食不消一名續命丸方

黃芩五兩　大黃五兩　梔子人一十六枚　大〇案原脫一大二字據宋本延寧本補

黃連五兩去毛　豉一升熬　甘遂三兩太山者　麻黃五兩去節　芒消二兩

巴豆一百枚去皮及心熬研

右九味擣篩白蜜和丸如梧子服三丸以吐下為度若不吐利加二丸一本有杏人七十枚　外臺卷二葉二十右方原出深師云范汪同行準案枚下原有忌豬肉冷水蘆筍等（筍原作荀據宋本改）八字依宋本范汪同三字在枚字下（敘刪下同）

續命丸療傷寒及辟實痰癊（本延寧本改）〇案原作飲據百病方

大黃五兩　黃連一兩　麻黃五兩去節　甘遂三兩熬　黃芩二兩　芒消二兩

研杏人七十枚去皮尖熬巴豆一百枚去心熬研豉一升熬

右九味擣篩蜜和丸得傷寒一日服一丸如小梧子大二日二丸至六七日六七丸但吐下得汗愈若不瘥及瘧寒服三五丸日二 外臺卷二葉二十下右方原出古今录驗云范汪同

療傷寒熱病手足腫欲脫方

生牛肉裹之腫消痛止 外臺卷二葉二十四

療毒熱攻手足腫疼欲脫方

濃煮虎杖根適寒溫以[redacted]漬手足入至踝上一尺 外臺卷二葉二十四下右方原出集驗云范汪同

又方

酒煮苦參以漬之 外臺卷二葉二十四至二十五 右二方原出集驗云范汪同

療毒熱病攻手足腫疼痛欲脫方

煮馬糞若羊糞汁漬之 豬膏和羊糞塗之亦佳

又方

取常思草絞取汁以漬之 一名蒼耳 外臺卷二葉二十五 右二方原出千金云范汪同

療少陰病四逆其人或欬或悸 其悸反○案原脫其悸反三字據宋李迎章本補 或小便不利或中腹痛或泄利下重四逆散方

甘草炙十分 枳實炙十分 柴胡十分 芍藥十分

右四味擣篩白飲和服方寸匕日三服欬者加五味

子乾薑各五分并主下利胸中悸者加桂心五分小便不利者加茯苓五分腹中痛者加附子一枚泄利下重者先以水五升煮薤白三升取三升以散三方寸匕内湯中煮之取一升半分再服忌海藻菘菜（外臺卷二葉三十右方原出千金翼云范汪同）

療傷寒腹中微痛不止下利○（案宋本作痢）秦皮湯方

秦皮（三兩）　黃連（四兩）　白頭翁（二兩）　阿膠（三兩）

右四味㕮咀三味以水八升煮得二升絞去滓內膠令烊適寒溫先食飲七合日三○（案原作二據宋本改）服忌豬肉冷水

豉薤湯療傷寒暴下及滯利〇案宋本作痢腹痛方

豉一升 薤白一把寸切

右二物以水三〇案宋本作二升煑令薤熟漉去滓分為再服不差復作

薰草湯療傷寒除熱止下利方〇案宋本作痢

薰草二兩 黃連四兩 當歸二兩

右三味切以水六升煑得二升適寒溫飲五合日三忌猪肉冷水等物

療傷寒下利〇案宋本作痢脉微足厥冷通草湯方

通草一兩 乾薑一兩 枳實四兩炙 人參一兩 附子一枚炮令裂破

右五味切以水六升煮取二升適寒溫飲五合日三不差稍加至七合忌豬肉外臺卷二葉三十二至三十三

療傷寒若下膿血者赤石脂湯方

赤石脂二兩碎 乾薑二兩切 附子一兩炮破

右三味以水五升煮取三升去滓溫分三服後臍下痛者加當歸一兩芍藥二兩用水六升煮忌豬肉外臺卷二葉卅四

白通湯療傷寒泄痢不已口渴不得下食虛而煩方

大附子一枚生削去黑皮破八片 乾薑半兩炮 甘草半兩炙 葱白十四莖

右四味切以水三升煮取一升二合去滓溫分再服渴微嘔心下停水者一方加犀角半兩大良忌海藻菘菜

豬肉外臺卷二葉三十一至三十二右六方原出肘後云范汪同

療傷寒後下利○案宋本作痢膿血蘗皮湯方

黃蘗二兩 黃連四兩 梔子人十四枚擘 阿膠一兩炙

右四味切以水六升煮三味取二升去滓內膠令烊溫分再服忌豬肉冷水外臺卷二葉三十三至三十四右方原出集驗云范汪同

熱利○案宋本作痢下重白頭翁湯主之方

白頭翁二兩 黃蘗三兩 黃連三兩 秦皮三兩切

右四味切以水七升煮取二升去滓分服一升不愈更服忌豬肉冷水外臺卷二葉三十四右方原出千金翼云范汪同

療傷寒後赤白滯下無數阮氏桃葉湯方

療帶下赤石脂八兩次多白滯者減四兩○案原作加粳米
月四兩擣宋本匯宋本改

升一乾薑四兩次多白滯
者加四兩切

右三味切以水一斗煮米熟湯成去滓服一升不差復

作熱多則帶赤冷多則帶白外臺卷二葉三十四右
方原出崔氏云范汪同

范東陽方卷三十一 按此原爲第廿卷今改作三十一卷

傷寒

黃帝問於岐伯曰人傷於寒而得病何以反更爲熱岐伯曰極陰變陽寒盛則生熱熱盛則生寒諸病發熱惡寒脉浮洪者便宜發汗當發汗而其人適失血及大下利如之何岐伯荅曰數少與桂枝湯使体潤漐汗纔出連日如此自當解也 外臺卷一葉五

傷寒四五日身熱惡風頸項强脇下滿手足溫而渴者小柴胡湯主之方

柴胡半斤 栝蔞根四兩 内少黃脉者○案蔞宋本作樓又原脫肉至者五字據宋本政寧本

補
桂心三兩 黄芩二兩○案原作三兩據宋本改 牡蠣二兩○案原作三兩據宋本改 甘草炙二兩 乾薑二兩○案原作三兩據宋本改

右七味切以水一斗二升煑取六升去滓更煎取三升温服一升日三服初服微煩温覆汗出者便愈也忌生葱海藻菘菜外臺卷一葉十一右方原出仲景云范汪同

療傷寒不大便六七日頭痛有熱與承氣湯其人小便反清一本作大便反青○案原脱一至青七字小注據宋本補者知不在裏仍在表也當須發汗若頭痛者必衄○案衄下原有血字據宋本删宜桂枝湯方○案此下提行原有桂枝湯方四字[redacted]據宋本删

桂枝三兩○案原脱三兩二字據宋補 芍藥三兩○案三上原有各字據宋本删 甘

草炙甘二兩 生薑三兩○案薑原作姜據宋本改 大棗十二枚擘

右五味切以水七升煮取三升去滓溫服一升須臾歠粥一升助藥力覆取微汗忌生葱海藻菘菜外臺卷十一葉十二右方原出仲景云范汪同

療傷寒七八日不解默默煩悶腹中有乾糞誠○案誠原作譫據宋本改語大柴胡湯方

柴胡 半夏湯洗各八兩 生薑四兩 知母 芍藥 大黃 甘草炙 萎蕤各二兩○案萎蕤原在甘草之上據宋本改移 一方加大黃四枚○案原作四兩據宋本巡寧本改 黃芩二兩 人參三兩

右十一味切以水一斗煮取三升去滓溫服一升日三服

忌海藻菘菜羊肉餳外臺卷一葉二十至二十一右方条出集驗云范汪同 加人參三兩餳並

療少陰病二三日至四五日腹痛小便不利下利不止而便膿血桃華湯方

赤石脂一斤一半全用一半篩末 乾薑一兩切 粳米一升

右三味以水七升煮取米熟去滓服○案宋本作取爛本與宋本改七合内赤石脂末一方寸匕日三服外臺卷一葉二十五右方条出千金翼云范汪同

傷寒脉浮發熱無汗其表不解者不可與白虎湯渴欲飲水無表證者白虎湯主之方

知母六兩 石膏一斤碎綿裹 甘草二兩炙 粳米六合

右四味切以水一斗二升煮取米熟去米内藥煮取六升去滓分六服日三服忌海藻菘菜已上千金翼同兼療天行之病外臺卷一葉二十七右方亦出千金翼云諸家兼療天行之病

療傷寒或始得至七八日不大便或四五日後不大便或下後秘塞者承氣湯方

厚朴炙 大黃各三兩 枳實六片炙

右三味切以水五升煮取二升体強者服一升羸者服七合得下必効止外臺卷一葉三十一右方原出崔氏云范汪同又參同卷葉廿張文仲方

療傷寒二三日以上至七八日不解者可服小柴胡湯方

柴胡半斤 人參 甘草炙 黃芩 生薑各三兩○案否作各二兩攝宗

改本半夏洗五右　大棗十二枚擘

右七味切以水一斗二升煮取三升分三服微覆取汗

半日便差不差更服一劑忌羊肉餳海藻菘菜

瓜蒂散主傷寒胸中痞塞宜吐之方

瓜蒂　赤小豆各一兩

右二味擣散白湯服一錢匕取得吐去病差止　本外臺卷一葉三十四至三十五右方　原出張文仲云范汪同

療傷寒五日以上宜取下利

大黃四兩　厚朴二兩炙

麥奴丸療傷寒五六日以上不解熱在胸中口噤不能言

唯欲飲水為敗傷寒醫所不療方

麻黄去節 大黄 芒消 灶突中墨 黄芩各二分 麥奴

梁上塵 釜底墨各一分

右八味，擣篩，蜜和為彈丸，以新汲水五合研一丸，病者渴欲飲水，但極飲冷水，不節升數，須臾當寒，寒訖汗出則愈。若日移五丈不汗，依前法服一丸，以微利止。藥勢盡乃食，當冷食以除藥勢。一名黑奴丸。小麥黑勃名為麥奴是也。外臺卷一葉三十八右方 原出古今錄驗，文從注同

療傷寒敕色頭痛頸強賊風走風黄膏方

大黄 附子 細辛 乾薑 蜀椒去目 桂心各一兩

巴豆好者五十枚，去皮

右七味各切以淳苦酒漬藥一宿以臘月豬脂一斤煎
之調適其火三上三下藥成備六物色發塩酒服如梧
桐子許又以摩病數百過兼療賊風絕良風走肌膚追
風所在摩之已用有効 此趙泉方 忌野豬肉生葱生菜

蘆笋

療傷寒白膏摩體中手當千過藥力乃行 ○案乃原作方據宋本改
并療惡瘡小兒頭瘡牛領馬鞍皆療之先以鹽湯洗惡瘡
布拭之著膏瘡腫上摩向火千過日再自消方

天雄 烏頭炮 莽草 羊躑躅各三兩

右四味各以苦酒三升漬一宿作東向露竈又作十二

二兩溼土各一升許成煎豬脂三斤著銅器中加竈上

炊以葦薪為火令膏釋內水漬藥炊令沸下著土器上

沸定須上火煎如此十二過令土燥聚盡藥成絞去

滓傷寒頭痛酒服如杏核一枚溫覆取汗咽痛含如棗核

日三咽之不可近目

崔文行解散療傷寒發熱者方一名度瘴散○案度原作疫據宋本改

烏頭一斤燒 桔梗 細辛各四兩 白朮八兩

右四味搗散皆令足若中寒服一錢匕覆取汗若不覺

復少增服之以知為度時氣不和旦服錢五匕辟惡氣

欲省病服一服皆酒服忌生菜豬肉桃李雀肉等

六物青散○案物原作味據宋本醫心方本改 療傷寒勑色惡寒者方勑通作赤

烏頭炮 桔梗 白朮各十五分 附子炮五分 防風 細辛○案此二味缺分兩小島氏校云千金防風細辛各十八銖

右六味擣篩爲散溫酒服錢五匕不知稍增服後食頃不汗出者飲薄薄○案原作溥溥據宋本改粥一杯以發之溫汗出濈濈可也勿令流離勿出手足也汗微出勿粥若汗大出不止溫粉粉之不得汗者當更服之得汗而不轉當服神丹丸忌生菜豬肉桃李雀肉等○案神丹丸方外臺引出崔氏汴示以下

療傷寒勑色惡寒發熱體疼發汗神丹丸方

人參五分 烏頭炮四分 半夏洗五分 茯苓五分 朱砂研一分 附子

四分炮

右六味擣爲末蜜和丸以大豆每服三丸生薑湯下發汗出令体中漐漐然以汗未出更以熱粥投之令汗出若汗少不解復以前法若得汗足不解當服桂枝湯此藥多毒飲水解其熱愈周護軍子期自說天行用之甚良故記之忌豬羊肉大酢生血等物○案熙寧本无物字外臺卷一葉二十九至三十右方原出崔氏云范汪同

服桂枝湯大汗出後脉洪大者與桂枝湯以前法若形似瘧一日再發者汗出便解屬桂枝二麻黃一湯主之方

桂心一兩十七銖 杏人十六枚去尖皮 芍藥一兩六[redacted]銖○案銖原作節據宋本熙寧

本補麻黃去節一十六銖　生薑一兩六銖切　甘草炙一兩二銖　大棗五枚擘

右七味切以水五升先煮麻黃一兩沸去掠沫乃內諸藥

煮得二升去滓溫服一升日再本云桂枝湯二分麻黃

湯一分合為二升分再服今合為一方忌海藻菘菜生

葱

療傷寒及天行瓜蒂散吐方

赤小豆一兩　瓜蒂一兩

右二味擣作散溫湯二合服一錢匕藥下便臥若吐便

且急忍也候食頃不吐者取錢五匕散二合湯和服之

便吐矣不吐復稍增以吐為度吐出青黃如菜汁者五

汁以上爲佳若吐少病不除者明日如前法復服之可至再三不令人虛也藥力過時不吐服湯一汁助藥力也吐出便可食無復餘毒若服藥過多者益飲冷水解之○案外臺卷一葉三十四引張文仲云范汪同惟文略

療傷寒熱病辟毒氣疫癘病七物赤散方○案物原作味據宋本改

朱砂　烏頭炮各二兩　細辛　躑躅　乾薑　白朮各一兩

栝樓一兩半

右藥擣散服半錢匕用酒調服汗出解不解增至一錢匕除邪氣消疫癘忌桃李雀肉生菜豬肉生血物等○案物等原作等物據宋本改　外臺卷一葉三十九至四十二

治傷寒五六日嘔而利者黄芩湯方

黄芩三兩 半夏半升 人參二兩 桂心二兩 干薑三累 大棗十二枚

凡六物水七升煮得二升分再服醫心方巻十四治傷寒五日方第卅葉四十五

治傷寒六七日不大便有瘀血方

桃人卅枚熬 大黄三兩 水蛭十枚 虻虫廿枚

凡四物搗篩爲四丸卒服當下血不下復服醫心方巻十四治傷寒六日方第卅一葉四十五

治欬病唾血方

白茅根一物搗下篩爲散服方寸匕日三亦可絞取汁飲之醫心方卷十四治傷寒唾血方第卅葉四十九

療傷寒心中懊憹下利穀道中爛傷當服懊憹散以醫藥

内穀道中懊憹散方

藋蘆十分 乾漆二分 萹蓄二分

右三味各異擣篩粉粥飲服一錢匕先食日再服

療蟗懊憹麝香散方

麝香一分研 雄黃一分研 丹砂一分研 犀角一分屑 羚羊角一分屑○案屑原作研據宋本醫臺本改 青葙子一分 黃連一分 升麻一分 桃人一分

熬貝齒一分

右十味並擣合下以篩先食以小麥粥服錢五匕服藥訖後以錢五匕綿裹以導穀道中食頃去之日三忌豬肉冷水生血物等○案原作等物據宋本熙寧本改外臺卷二葉三十七

治大孔中癢方

取女萎治下篩綿絮裹著大道中癢絕乃出藥醫心方卷十四治傷寒後下部癢痛方第五十六葉五十八

天行

瘥二三日以上至七八日不解者可服小柴胡湯方

柴胡八兩 人參三兩 甘草三兩炙 黃芩三兩 生薑三兩 半夏半斤洗○

案原作卅，據宋本改 大棗十二枚，擘

右七味，切，以水一斗二升，煮取六升，去滓，更煎取三升，分三服，微覆取汗，半日便差，如不除，更服一劑。忌海藻、菘菜、羊肉、餳。外臺卷三葉五 右方原出肘後，云范汪同

凝雪湯，療天行毒病七八日，熱積胸中，煩亂欲死，起死，搨音塔○案原脫音塔二字，據宋本照寫本補湯方

芫花一斤○案原作一升，據宋本照寫本改

右一味，以水三升，煮取一升半，漬故布，薄胸上，不過再三薄，熱則除，當溫四肢，護厥逆也。外臺卷三葉七至八 右方原出千金，云范汪同

水道散療天行病煩熱如火狂言妄語欲走之方

白芷一兩 甘遂二兩熬

右二味擣篩以水服方寸匕須臾令病人飲冷水腹滿則吐之小便當赤也一名濯腹湯此方療大急者 外臺卷三葉三十三右方原出千金云范汪同

療天行病毒熱攻手足疼痛赤腫欲脫方

鹽豉及羊肉一斤以來

右三味以水一斗煮肉熟以汁看冷煖漬手足日三度差 外臺卷三葉三十四右方原出肘後云范汪同

療天行熱毒下痢赤白久下膿血及下部毒氣當下細蟲

如布縧縷大或長四五寸黑頭銳麝香丸方

麝香一分 附子二分炮 雄黄 丹砂 乾薑各二分

右五味各搗下篩訖後更合冶之蜜和爲丸如小豆大

飲下一丸老小半之○案小原作少據宋本與事本改 文驗忌猪肉生

血物○案原脫物字據宋本補 外臺卷三三葉三十七

此方入下頁第三方下

療天行下部㾠爛方

烏梅二七枚去核 大蒜二七枚 屋塵半升篩取細者

右三味搗篩爲散苦酒一升和調於銅器中煎成丸作

長挺內下部 外臺卷三三葉三十七右 方原出深師云范汪同

療人下部中痒方

韮莖取青以水銀麴研丸之令相得長二三寸以綿
薄裹内大孔中蟲出差

療穀道中瘡方

以水中荇葉细擣綿裹内下部日三

療天行䘌蟲食下部生瘡雄黄丸散方

雄黄半兩　青葙子三兩　苦参三兩　黄連三兩　桃人一兩半去皮尖及兩
人熬

右五味合擣篩綿裹如半棗核大内下部亦可米汁服
方寸匕日三服忌猪肉冷水及熱麪炙肉蒜等物

桂枝湯療天行䘌瘡方

桂心二兩　小藍二兩

右二味㕮咀以水一斗煮取二升半内豬肝十兩去上膜細研著湯中和令相得臨時小溫若蟲在腹内者服之在下部者三分藥中用一分竹筒内下部中服藥一時間當下細蟲如髮大五六升小兒半作之忌生葱

外臺卷三葉三十八

療天行病䘌下部生瘡方

濃煮桃皮煎如糖以綿合導下部中若口中生瘡含之

外臺卷三葉三十八右方亦出文仲引姚氏范汪同

療丈夫婦人陰瘡身病若困（宋本無困字）房室及諸虛勞少腹

陘筊烏輪勾梅○古教　女蘇梅○女　痛陰[illegible]為療死方

灸陰頭一百壯便差可至三百壯皆愈良無比後生子如故無妨（無術忌）外臺卷三葉四十右方　原出深師云范汪同

辟溫

許季山所撰干敷散主辟溫疫疾惡令不相染著氣方

附子一枚一分炮○案原脫一分兩字據醫寮本補　細辛一分　乾薑一分　麻子一分

研栢子一分

右五味擣篩為散正旦舉家以井華水各服方寸匕服藥一日十年不病二日二十年不病三日三十年不病受師法但應三日服歲多病三日服之忌豬肉生菜○案

原脫忌至菜五字據縣寅本補 外臺卷四葉六下右方原出右今系騐云范汪同

范東陽方卷三十四

故督郵顧子獻得病已瘥未健詣華旉視脉旉曰雖瘥尚虚未平復陽氣不足勿爲勞事也能勞尚可行準案湖北崇文書局本作男勞尚可千金外臺引集驗作餘勞尚可女勞即死臨死當吐舌數寸獻婦聞其瘥從百餘里來省之住數宿止交接之間三日死巢氏病源卷八葉十二至十三局刻本葉十二行準案千金卷十勞復第二葉八引此不注出處外臺卷二葉四十引千金無顧子獻名外臺卷三葉四十引集驗文與千金同惟均未言與范汪方同故今但錄巢源之文他不復載

豭音加雄鼠也下同○案原脫音至同七字據宋本煆寧本補鼠糞湯療傷寒病後男子陰易方

薤一大把　豭鼠糞十四枚

右二味以水五升煮取二升盡飲之溫臥汗出便愈。

理勞復（豭鼠屎兩頭尖者是也）

丹米湯療傷寒病已後男子陰易方

丹米（○案原有三兩二字據宋本延年本刪）一

右一味末以薄酒和盡飲之溫覆汗出便愈。隨人大小不必三兩自以意消息之（○案小島氏校云案丹米正是丹黍米也本草丹黍米條引傷寒類要載此方）

療交接勞復卵（行準案卵當作卵）腫腹中絞痛便絕死竹皮湯方

刮青竹皮一升

右一味以水三升煮五六沸絞去滓頓服立愈

療陰陽易栝樓湯方

栝樓根二兩

右一味以水五升煮取一升分二服先以青淡竹瀝一升合水二升煮好銀二兩減半去銀先与病人飲之訖須臾乃服湯小便利即差栝樓湯銀汁須冷服外臺卷二葉三十九至四十右四方並未舉卷數

療婦人得溫病雖差平復未滿一百日不可与交合交合爲陰易之病病必拘急手足拳皆死丈夫病以易婦人名爲陽易速當療之可差滿四日不可療也宜服令此藥方

乾薑四兩

右一味擣末湯和一頓服溫覆汗出得解止手足伸遂愈外臺卷二葉三十九右方原出深師方范汪同

療傷寒病差語言書疏坐起行步勞復方

劉青竹皮行準案小島氏校云劉字有誤傷寒類要又載此方作刮竹皮今案坊間石印本正作刮青竹皮蓋肌段而闇晚者多〻煮之令厚濃服三升汁則愈

傷寒已愈食飲多勞復大黃豉湯方

豉五合　甘草二兩炙　桂心二兩　大黃四兩　芒消半兩

右五味㕮咀以水六升煑得二升去滓先食適寒溫飲

一升日再忌海藻菘菜生葱等物

療傷寒差已後飲食勞復梔子湯方

梔子十四枚　豉一升　桂心二兩　麻黄二兩　大黄二兩

右五味㕮咀以水七升先煮麻黄掠去沫内餘藥更煮取二升去滓溫服一升日再服當小汗及下利忌生葱

外臺卷二葉四十二至四十三

療大病已差勞復者枳實梔子湯方

枳實三枚炙　梔子十四枚擘

右二味以酢漿一斗先煎取六升煮藥取三升内豉一升煎五六沸去滓分再服覆取汗若有宿食者内大黄

如棊子一枚（外臺卷二葉四十四右方原出千金云范汪同）

療傷寒已愈食飲多復發者方

豉五合（綿裹）　甘草二兩（炙）　大黃四兩　芒消半兩

右四味切以水九升煮取三升去滓飲一升日再（○案原本此下有忌[redacted]菘菜海藻等六字據宋本范汪同三字在再字下故删）（外臺卷二葉四十五右方原出古今錄驗云范汪同）

療傷寒差令不復白芷散方

白芷十二分　白朮十分　防風八分　栝樓五分　桔梗四分　細辛三分

附子二分（去皮）炮　乾薑二分　桂心二分

右九味擣篩為散以粳米粥清服一錢匕食已服二錢

小兒服一錢常以雞子作羹與粳米飯多少与病人食之亦未必常有。○案宋本无有字雞子羹粳米飯次服藥訖即扶起令行步仍擲頭痛洗手面食輒服之勞行如前則不復浩云數用佳。○案宋本作亦范汪同三字在佳字下原書此下有忌豬肉桃李雀肉胡荽蒜青魚鮓生葱生菜十七字今據宋本刪 外臺卷二葉四十五葉至四十六右

上方原出古今錄驗云范汪同

許季山所撰干敷散主辟溫疫疾惡令不相染著氣方

附子一枚一分炮○案原脫一分兩字據宋本補 細辛一分 乾薑一分 麻子一分

研栢子一分

右五味擣篩爲散○旦舉家以井華水各服方寸匕服
藥一日十年不病二日二十年不病三日三十年不病
受師法但應三日服歲多病三日服之忌猪肉生菜○案
原脫忌至菜五字據醫心方本補 外臺卷
四葉六下右方原出古今錄驗云范汪同
療溫毒發斑赤斑者五死一生黑斑者十死一生大疫難
救黑奴丸方
麻黄三兩去節 大黄二兩 芒消一兩別下○案原脫別下二字據醫心方本補 黄芩
一兩 釜底墨一兩研入○案原脫入字據醫心方本補 屋梁上塵二兩研入○案原脫
入字據醫心方本補
右七味擣末用蜜和如彈子大新汲水五合研一丸服

之若渴但與水須臾當寒、訖便汗則解日移五丈不覺更服一丸此療六日胷中常大熱口噤名壞病醫所不療服此丸多差（外臺卷四葉十一右方 原出備急云范汪同）

黃疸

諸黃猪膏髮煎主之方

猪膏（八兩） 亂髮（大如雞子一枚）

右二味內髮膏中煎之髮消盡研絞去膏細滓分二服病從小便去也（外臺卷四葉十五右方 原出仲景云范汪同）

療天行蠱熱通貫藏腑沈鼓骨髓之間或為黃疸黑疸赤疸白疸穀疸馬黃等疾喘息須臾而絕瓜蒂散方

瓜蒂二七枚 赤小豆二七枚○案原作三七枚據醫心方本改 秫米二七粒

右三味擣篩為散取如大豆粒吹於兩鼻之中甚良不差間日復服之 外臺卷四葉十五右 方后出删繁云范汪同

黃疸散方

取瓠子白瓤及子熬令黃擣為末服半錢匕日一服十日愈用瓠子數數有吐者當先詳之 外臺卷四葉二十一

黃疸茵蔯蒿五苓散主之方

茵蔯蒿末十分 五苓散五分

右二味和先食白飲和方寸匕服之日三忌大酢桃李雀肉生葱○案原脫忌至葱九字據醫心方本補

五苓散利小便治黄疸方

猪苓三分去皮 白术三分 茯苓三分 澤瀉五分 桂心二分

右五味擣篩和合白飲和服一方寸匕日三多飲煖水

以助藥勢汗出便愈忌大酢生葱桃李雀肉等〇案原脫忌至

等十字據幽寧本補 外臺

卷四葉二十右方二出仲景云范汪同

療黄疸方

取生小麥苗擣絞取汁飲六七合晝夜三四飲三四

日便愈無小麥苗穬麥苗亦得已上千金同 用小麥勝也

已上本書 外臺

卷四葉二十一

療黄疸年六十以上方

茅根一把細切○案原脫細切二字據匯宋本補 豬肉一斤

右二味合作羹，盡一服，愈。當灸臍上下兩邊各一寸半百一壯，手魚際白肉側各一灸，隨年壯。外臺卷四葉二十二右　方原出崔氏云范汪同

黃家腹滿，小便不利而赤，身汗出者，表和裏實也，宜下之，大黃黃蘗皮梔子消石湯方

大黃四兩　黃蘗四兩　梔子十五枚　消石四兩

右四味切，以水六升煮三物，得二升，去滓，內消石，更煎取一升，先食頓服盡。外臺卷四葉二十七右　方原出仲景云范汪同

黃疸小便色不變，欲自利，腹滿而喘者，不可除其熱，熱除

必噦、者小半夏湯主之

半夏五兩炮 生薑八兩

右二味以水六升煮取一升半去滓分溫三服忌羊肉餳外臺卷四葉二十七右二方原出仲景云范汪同

師曰黃汗為病身體腫發熱汗出而渴狀如風水汗沾衣者○案原脫者字據監本補色正黃如蘗汁脈自沉也問曰從何得之

師曰以汗出水入汗孔水從外入而得之宜黃耆芍藥桂心酒湯主之方

黃耆五兩 芍藥三兩 桂心三兩

右三味切以苦酒五升水七升和煮取三升去滓溫服

一灼正當心煩也至六七日稍稍增除其心煩不止者

以苦酒阻故也阻一作口○案巡寧本酒下阻作咀小注咀一作阻

一方用美清醯○案巡寧本作醓代酒忌生葱

凡黄汗之病兩脛自冷假令發熱此屬歷節食已則汗出

又身常夜卧盗汗出者此勞氣也若汗出即發熱者久久

身必甲錯也發熱不止者必生惡瘡也若身重汗出已輒

輕者久久必身瞤瞤則胷中痛又從腰以上必汗出下無

汗腰寬○案寬原作髖據巡寧本改弛痛如蟲在皮中狀劇者不能食

身疼重煩躁小便不利者名曰黄汗桂枝湯加黄耆五兩

主之方

桂心三兩　芍藥三兩　甘草二兩炙○案原作三兩據巡寧改　生薑三兩　大棗十二枚擘○案原脫擘字據巡寧本補　黃耆五兩去皮○案原脫去皮二字據巡寧本補

右六味切以水八升微火煎取三升去滓溫服一升覆取微汗須臾間不汗者食稀熱粥一升餘以助湯力若不汗者更服湯也忌海藻菘菜生葱外臺卷四第二十八右二方原出仲景云范汪同

黃家日晡發熱而反惡寒此為女勞得之膀胱急小腹滿身體盡黃額上反黑足下熱因作黑瘅大便必黑腹臚脹滿如水狀大便黑溏者此女勞之病非水也腹滿者難療消石礬石散主之方

消石熬黄 礬石燒令汁盡

右二味等分擣絹篩以大麥粥汁和服方寸匕日三重衣覆取汗病隨大小便去小便正黄大便正黑也大麥則須是無皮麥者 外臺卷四葉二十九右方 原出仲景云范汪同

療黄疸變成黑疸者多死急治之方

取土瓜根汁服一小升平旦服至食時從小便去則愈不忌先須量病人氣力○案人氣字本作兒不得多服力衰則起不得 外臺卷四葉三十右方 原出肘後云范汪同

治黄疸茵陳湯方

茵陳蒿六兩 大黄二兩 支子十四枚

凡三物水一斗二升先煮茵陳蒿減六升去滓內大

黃支子煮取三升分三服之醫心方卷十治黃疸方第廿五葉三十五下

炙黃疸法

炙脊上下兩邊各一寸半二百壯醫心方卷十治黃疸方第廿五葉三十七

治飲酒得黃病方

蘖生麥以井華水絞取汁頓服三升先食日三有驗

醫心方卷十治酒疸方第廿八葉三十八

茵陳湯主黃疸酒疸酒癖身體面目盡黃方太醫校尉史脫處

○案小島氏云案黃疸遍身方

引崔氏載此方注云千金同

茵陳三兩 大黃二兩一方一兩 梔子二七枚擘○案脫擘字據延年本補 黃芩

三兩一方用一兩　人參半兩一方用一兩　黃連二兩一方用一兩　甘草一兩炙

右七味切以水一斗煮取三升分為三服忌豬肉冷水

海藻散菜　外臺卷四葉三十二右　方原出千金云范汪同

療穀疸茵陳湯方

茵陳四兩切以水一斗煮取六升以汁煎大黃二兩梔子七枚得二升分為三服黃從小便去病出立愈

外臺卷四葉三十三下　右方原出千金十四卷中

范東陽方卷三十五

水癥

療水腫大腹水癥丸方

礬石熬十分　躑躅花十分　細辛十分　半夏洗十分　藜蘆十分　丹參十分　承露十分承露是落葵　巴豆十枚去心皮熬　苦參十分　雄黃十分　大黃十分　芒消十分　大戟十分　烏頭二十分炮　狼毒十分　野葛二分

右十六味擣下篩蜜和藥成以置腫上并服如黍米三丸日三欲取下者服五丸禁食生魚生菜肥肉千金不傳謂之千金丸外其卷二十葉三十一

療水癥〇案遐宰本作癥水腹內胸脅牢強通身腫不能食溢落深丸

方

海藻洗一兩　水銀一兩　椒目一兩　芒消一兩　葶藶熬一兩　大黄一兩

甘遂熬一兩　杏人三十枚去皮熬　桂心一兩　附子炮一兩　茯苓一兩

大戟一兩　松蘿一兩　乾薑一兩　巴豆三十枚去心皮熬

右十五味下篩蜜和服如小豆二丸日三不知稍稍加

之忌猪肉大酢生葱蘆笋外臺卷二十第三十一右方係出古今录驗云范汪同

水瘕

治水瘕病心下如數斗油囊裹水作聲日飲二三斗不用

食但欲飲久病則瘕堅有蝦蟆蟹治之方

葶藶熬成好者廿枚去皮坩中研令熟不用擣水解

得三合宿不食清旦一頓服之日中許當吐下清黄

汁如葵汁當囊結果若病不了却三日更増服卅枚華

麻如上法若病故後不復増十枚服如上法其以了

病爲限棄但去病不令人悶亂下病之後愼不可飲

當五日斷飲白糜閑高方已試神良醫心方卷十治水癥方第十四

葉二十一至二十二 外臺卷二十葉三十二

右方原出古今录驗 云范汪同

范東陽方卷四十一

黃帝曰夫子言癰疽何以別之岐伯荅曰榮衛稽留於經脉之中則血泣而不行不行則衛氣從之從之而不通壅遏不得行故曰熱○案原脫曰字據延宰本補又小島氏校云太素無熱字大熱不止熱勝則肉腐肉腐則為膿然不能陷肌○案太素無肌膚二字膚於骨髓骨髓不為焦枯五藏不為傷故命曰癰黃帝曰何謂疽岐伯荅曰熱氣純盛○案太素作淳盛下陷肌膚筋髓骨肉○案太素作枯內連五藏血氣竭盡當其癰下筋骨良肉皆無餘○案太素作毋餘故命曰疽疽者其上皮夭瘀以堅○案太素其作上之皮夭以堅

瘠

亦如牛領之皮。○案亦太素作上 癰者其上皮薄以澤。○案上皮太素作皮

上此其候 黃帝曰善 出太素苐十六卷中○案小島氏云案十當作廿然萬安方所引亦作十六

經言五藏不調致疽六腑不和生癰疽四急者有十一日尉

疽急者急二三日殺人緩者十餘日二日瘠疽急者十餘

日殺人緩者一月三日緩疽急者一年殺人緩者數年四

曰水疽所發多在手足數年猶可治疽者有數十種要如

此 醫心方卷十五說癰疽所由苐一葉十二○案外臺卷二十四葉集驗引此文稍異

瘠之疾所發緩地不殺人所發若在險地宜令即消若至

小膿猶可治至大膿者致禍矣。○案外臺卷二十四葉一引此文稍異惟瘠之疾上有于氏法三字蓋范汪此說或出于氏也

一為膽戶○案膽旁注云乃通反外臺引此作膽字在玉枕下一寸○二為舌本

○案外臺无在至寸六字

三為懸癰○案外臺作玄癰 四為頸節○案外臺作喉節 五為胡脈六為

五藏俞七為五鬃○案外臺作五藏鬃 八為兩乳九為心鳩尾十為

兩手魚際○案外臺原缺際字小島氏引萬安方補 十一為腸屈之間十二為

小道之後十三為九孔十四為兩脇腹○案外臺作為兩脇腸 十五

為神主之舍○案外臺闌注云一本云主客之舍 凡卌五處○案外臺作十五處是

不可傷而況於癰乎若癰發此地遇良醫能令不及大膿

者可救至大膿者害及矣○案外臺无者字 外臺卷二十四葉一至二引集驗云

癰疽脈洪麤難治○案麤旁注云皮膚強也 脈微濇者易愈諸浮數之

脈應當發熱而反惡寒癰也○外臺卷二十四葉三作于氏法夫癰疽脈洪麤難療云云至也字下有此或附骨以有膿也八字

癰起於節解過禎醫不能即消令至大膿者豈膏藥可得生復醫心方卷十五說癰疽形乃言說文蔺娛柔次后由节一葉十二至十三○案外甚引集韃此借作趙載詳趙乃言無塞勞腹中疾或發血瘤瘡々○案此字本狀无下瘡字壙叉吻切○案原脫父吻切三字據此寧本補起頭罨正尔置不当灸療之火熨便焦爛剝刮去焦痂則血泄不可禁必死癰起於節解遇禎醫不能即消令至大膿者豈膏藥可得復生乎○案以下外甚所引亦皆趙說

發癰陛如石走皮中無根瘰癧也久不消因得他热之疾時有發爲癰也

發癰至陛而有根者名爲石癰療之法當服酒○案酒此寧本作也

非酒即藥勢不宣但當稍飲取令相得和散便止凡癰腫
有肥人用貼宜栝樓根和平體宜赤小豆貼散方
以赤小豆五合內苦酒中熬之畢擣為散以苦酒和
之塗拭紙上貼腫從發腫兩頭以下
少小有渴年四十以外多發癰疽有膈痰而渴者年盛必
作黃疸年衰必發癰疽也外臺卷二十四葉三至四右方并論並出集驗云范汪同
黃帝曰願聞癰疽之形與其期日岐伯曰略說癰疽之極
者十八種
癰疽發咽名曰猛疽猛疽不療則血化為膿膿不寫塞咽
半日死其化膿者寫已則含豕膏。案含豕甯本作含無冷食三日

而已一云無食○案云原作去據四庫本改

發於股脛名曰股脫疽其狀不甚變而癰膿搏骨不急

療三日十死

發於脇名曰敗疵敗疵者女子之疾也久之其狀大癰膿

其中乃有生肉大如赤小豆療之方

剉連翹草及根各一升以水一斗六升煮令竭取三

升即強飲厚衣坐釜上令汗出至足已

發於尻者名曰兑疽○案原作銳疽據四庫本改其狀赤堅大急療之

不療三十日死

發於脛者名曰兔囓其狀赤至骨急療之不療害人

發於足上下者名曰四淫其狀大如癰不急療百日死
發於肩及臑者名曰疵疽其狀赤黑急療之此令人汗出
至足不害人，五藏癰發四五日逆焫之
上灸百壯，石子當碎出也不可益壯
石癰者始發皮核相親著不赤頭不甚堅微痛熱，漸自
歇便堅如石故謂之石癰難消又不可得自熟○案熟鄧寧本作熱
縱愈皆百餘日也又發癰兩頭尖而傍推無根者又不痛
結筋亂癰也發癰狀如蛇○案蛇原作蚖據鄧寧本改雖極大此肉瘤非
癰也腫一寸至三寸癤也三寸至五寸癰也五寸至一尺
癰疽也一尺至三尺名曰竟體疽腫成膿九孔皆出諸氣

憤鬱不遂志欲者多發此疾癰及疽並瘤鼠乳石癰結筋
瘰癧（〇案原作瘤癧據延寧本改）皆不可就針角針角少不及禍者
凡癰疽之疾未見膿易療之當上灸三百壯四邊間子灸
各二百壯實者可下之虛者可補之有氣者下其氣服占
斯內塞散得愈絕房三年凡癰瘡當知膿者破之皆當近
下邊膿出後當薄藥覓之常使開潤勿令燥合也若其人
羸勿一頓盡膿徐徐令後稍出乃盡癰方潰其上皮薄人
表當上破之此候不愈當下破之乃得膿耳勿要其皮厚
也凡癰有膿當破無膿但氣腫若有血慎不可破針灸也
按之四邊堅中軟此為有膿濡也一邊軟亦有膿都堅者

此疽候或但有氣也都軟者此為血血瘤也當審壁軟虛

實為要若壁疽○案原作疸據迎吏本改積久後若更變熟偏有軟處

當軟之○案原脫當軟之三字據迎字本補不可破者疽當溫○案疽原作疸並脫溫字

據迎字本改補腠裏留耳若灸刺破療必暴劇不可救及結筋膝

馳切偽肉風乳皆不當療也又服內塞散不與他療相害盡

夜十餘度服散當以酒

又發於腋下堅赤者名曰米疽療之用砭石欲細而長疎

啟之塗以豕膏六日已勿裹其癰堅而不潰者為馬刀挾

纓急療

發於股陰者名曰赤弛不急療六日死在兩股之內○案股陰

寧本作穀之內不可療一云六十日死
發於膝者名曰疵疽其狀大癰色不變寒熱如堅石〇案延寧本如作而並无石字勿石石之死須其柔色異乃石之者生治石熨之柔乃破之準例砭之也〇案原脫砭字據萬安方補又小島氏校云楊上善太素注云勿石之者準例皆砭之此唯口石之口治石熨之所以堅而不石以其寒聚結聽柔乃石之
諸癰腫之發於節而相應者不可療
發於陽者百日死
發於陰者三十日死
發於踝者名曰走緩疽〇案原脫疽字據延寧本萬安方補其狀肉色不變數石其輸數〇案原脫數字據延寧本補而止其寒熱不死

發於足傍者名曰厲疽其狀不大初從小指發急療之去其黑者不消輒益不療百日死

發於胃者名曰背疽○案萬安方作井疽程氏引靈樞亦同狀如大豆三四日起不早療下入腹入腹不療十日死

發於足指者名曰脫疽其狀赤黑死不療不赤黑可療療不衰急斬去之得活不去者死

發於膺者○案萬安方膺作膺名曰舌疽○案萬安方作甘疽萬安方蓋據靈樞改其狀如穀實瓜蔞常苦寒熱急療之去其寒熱不療十歲死死後出膿

發於頸者名曰夭疽其狀大而赤黑不急療則熱氣下入

下頁眉上補文入此

淵腋前傷任脉内熏肝肺十餘日死一云發頭外臺卷二十四葉四

至七右十八種並出集驗云范汪同。案原書脱范汪同等字據延本補

治癰腫初腫痛急方

以冷鐵熨温輒易

又方

取梁粉熬令正黑作屑以鷄子白和之以塗練上傅腫上小穿練上作小口以泄氣癰毒便消當數易之

此藥神秘驗方 醫心方卷十五葉十九

内消散治癰腫不潰

白芷十分 白斂十分 黃芩七分 勺藥十分

の入上頁

癰癤腫大按乃痛者病深小按便痛者病淺按之隨不復者無膿按之即復者有膿若當上破者膿出不盡不盡稍深蝕骨○案與字冊碎出本作食骨以角○案角原作魚摘與字本改導際從下頭破令膿出盡出盡則骨生愈矣若惡肉不盡者食惡肉藥去之膚蓮之即愈食肉藥方

取白蘞灰水淋之煎令如膏此不宜預作作之十日則歇并可以去黑子黑子藥注○案注與字便所拔去本作往不時拔則傷膚文一方

甘草七合 干薑七分 當歸七分 茴草七分

凡八物冶合 以酒服五分匕日再 醫心方卷十五治癰疽未膿方第二葉十五〇案右方与醫心方亦引千金方內消散稍異

治癰疽創勢已退膿血不止瘡中空虛疼痛排膿內塞散方

防風一兩 伏苓一兩 白芷一兩 桔梗一兩 遠志一兩 甘草一兩 桂心一兩 人參一兩 芎藭一兩 當歸一兩 附子二枚炮 厚朴二兩 龍骨一兩 黃耆一兩 赤小豆五合熬

凡十五物冶下篩 溫酒服方寸匕 日三夜一 醫心方卷十五治癰疽有膿方第三葉廿三

全漢三國六朝唐宋醫方 西 卷三

凡破諸癰厚覆當出處 以桑皮灰亦妙
封四面不令瘡拔裂氣
泄便死不可救也 外基卷二
十四葉十一至十二右方原
出集驗 亦以前范汪同

全漢三國六朝唐宋方書七十一本考

瘰癧疽著手足肩背累累如米起色白刮之汁出愈復發

方

黄耆六分 款冬花二分 升麻四分 附子炮一分 赤小豆一分

右五味下篩酒服半錢匕漸增至一錢日三服忌豬肉

冷水○案原脫忌至水五字據醫本補 外基卷二十四葉二十五右方原出千金云范汪方無苦參

有赤小豆

飛黄散療緩疽惡瘡食惡肉方

取丹砂著瓦盆南雌黄著中央磁石北曾青東白石

英西礜石上石膏次鍾乳下雄黄覆之羊毛泥令厚 雲母薄布下各二兩先擣篩

[illegible]瓦盆中以一盆覆上羊毛泥令厚作三

下頁五方全

陽竈燒之以陳葦一日成取其飛者使之甚妙

療瘻疽以飛黃散食惡肉令長作土竈熏之方

雄黃一兩 雞白屎一兩 藜蘆一兩 丹砂二兩 乾鰻鱺魚一兩

右五味擣下篩青布裹之熏徃三日乃止止果要以虵

銜膏摩之良 校范汪方無虵銜膏今校崔氏方附於後○ 行準案此小注當是王燾原注惟汪書既無虵銜膏一方故不得入又案擽與字本作簡又原脫今校二字據幽宋本補 外臺卷二十四葉二十九右二 方原出第三十一卷中令入此卷

治發背及諸癰腫已潰未潰方

擣致小和水令如强泥作餅可腫大厚三分正若有

創孔空遺之勿覆令汁得出以艾羅灸致上欲燋若

雙則易令大熱剝爛皮也癰尋當特減便得安爲炙

或有一日二日三日創孔中當汁出

治癰腫王不留行散方

王不留行二升成末　甘草五兩　治葛二兩　桂心四兩　當歸四兩

凡五物治合下篩以酒服方寸匕日三夜一　醫心方卷十五治癰發背方第四　葉卅八

瘰癧疽潰漏發背及小小瘰癧李根散方

李根　半夏洗　栝樓各一升　甘草二兩炙　葛根三兩　桂心四兩

當歸二兩　通草一兩　芎藭一兩半　白斂一兩　桔梗二兩　厚朴炙

以下五方入上頁第
一方下

黄芩各一两 芍藥四两 附子炮一两

右十五味為散酒服方寸匕日三癒大困者夜再服有

患發背背出乃有三十餘癰癤服此差忌羊肉餳海藻

菘菜猪肉冷水生葱 外臺卷二十四葉三十二太云亦出千金云范汪同

內補散主癰疽發背已潰排膿生肉方

當歸 桂心 人參各二两 芎藭 厚朴炙 桔梗 甘

草炙 防風 白芷各一两

右九味為散酒服方寸匕日三夜再癒未合服停忌海

藻菘菜生葱 ○案原脫海至葱六字據遜窗本補 外臺卷二十四葉三十三右方亦出千金

療癰腫發背虎牙散方 ○案小島氏校云唐本注虎牙主丈夫陰頭瘡及疽瘻

虎牙炙 乾薑 附子炮 當歸 甘草炙 防風 桂心
王不留行 茯苓各一兩
右九味擣下篩服方寸匕日三飲服之忌海藻菘菜豬
肉冷水生葱酢物○案三下原脱飲服之三字忌下原原脱海至物十二字作忌同前二字
今並據聖惠本段補

療癰發背拔膿內補鐵屑散方
當歸 人參 細辛 甘草炙 蓯蓉 黃耆 桂心
防風 黃芩 鐵屑 芎藭 芍藥
右十二味各等分合擣為散服方寸匕忌海藻菘菜生
葱酢物○案原脱海至物十字作忌同前三字今據聖惠本段補

療癰腫牛核發背成膿薺草膏方

薺草 芎藭（案似為芎藭之誤） 當歸 細辛 附子炮 黃芩 烏頭炮 牛膝 躑躅 野葛 茯苓 防風 杜蘅各一兩 猪脂二斤

右十四味切用猪肪合煎去滓傅瘡上日再忌猪肉冷水生葱大酢（案原脫猪至酢八字作忌同前三字據醫心方本段補）

卓氏白膏療癰疽發背金瘡已壞（案原作壞據醫心方本段改）及未敗火瘡諸瘑疥患瘡之方

當歸 附子炮 細辛 芎藭 續斷 牛膝 通草 甘草炙 白芷各二兩 蜀椒三合 芍藥 黃耆各一兩

右十二味，㕮咀，以猪膏二升煎之，微火上，以白芷色黄藥成，絞去滓，以傅瘡上，日三過。○案：原脫"過"字，據醫心方本補。忌海藻、菘菜、猪肉。○案：原脫"海"至"肉"六字，作"忌同前"三字，據醫心方本改補。

療發背發乳房及諸惡瘡膏方

黄連　當歸　馬齒　芎藭　薔薇各一兩　珍珠十四枚。○案：醫心方本作珣珠。　礬石半兩，燒　黄蘗半兩。○案：蘗原作檗，據醫心方本改。　石葦三分，去毛　生竹皮三合　猪肪一斤

右十一味，㕮咀之。○案：原脫"之"字，據醫心方本補。細切肪，向。○案：原脫"向"字，據醫心方本補。美酒一升中。○案：原脫"中"字，據醫心方本補。合煎，石韋焦，膏成，去滓，有瘡，稍稍傅上，亦校。○案：校原作，據醫心方本改。可酒服，如棗核大一

枚忌猪肉冷水○案原脱猪至水四字作急同前 三字據影寫本改補

療發背及婦人發乳及腸癰木占斯散方

木占斯 厚朴炙 甘草炙 細辛 栝樓 防風 乾

薑 人參 桔梗 敗醬草各一兩

右十味爲散酒服方寸匕日七夜四以多爲度病在上

當吐病在下當下膿血此謂腸癰之屬凡癰腫即可服兼

療諸疽痔若瘡已潰便早愈發背無有不療長服去敗

膿亦療婦人諸産癥瘕益良外臺卷二十四葉四十七右方原出文仲云是劉涓

子方以范汪同

癰瘡初生即灸其頭數百壯即愈

癰瘡初生尚微者取如雞子所石若瓦十餘枚燒以布帛累熨之重安令極熱熱微者輒易二三十枚則消 醫心方卷十五

深師痤癤方第七 葉卅五上

治久疽衆醫所不能治方

沸飴灌創中三灌即愈

治久疽惡創連年不差方

黃連二分 赤小豆二分 附子半分炮

凡三物各搗爲屑合藥之若創有汁以屑傅之無汁皆以豬膏和屑銅器中火上使一沸以傅之 醫心方卷十五治久疽方第九葉卅八

此方入五十卷草不見肺癰门

諸癰潰及内有刺不出者取楸葉十重貼之 大觀本草卷十四陳藏器

本草拾遺楸木

性葉五十二上

治腸癰方

大黄一斤金色者　大棗十六枚

凡二物以水一斗煮取三升宿勿食飲一服須臾攻痛如火燒之癰壞血即隨大便出 醫心方卷十五治腸癰方第十二葉四十二下

治肺癰方

用薏苡一升㕮咀淳苦酒三升煮得一升適寒溫一服有膿血當吐之 醫心方卷十五治肺癰方第十三葉四十三下

五邪湯療五邪氣入人體中鬼語諸妄有所語悶亂恍惚
不足意志不定發作往來有時方
人參 白术 茯苓 菖蒲 茯神各三兩
右五味切以水一斗煮取三升先食服八合日三忌桃
李雀肉羊肉餳作外臺卷十五葉十下 ○案医心方酢物引此方文稟各有出入今录如左
伏神湯五邪氣入人體中鬼語妄言有所見聞說心悸
動恍惚不定發作有時方
伏神三兩 昌蒲三兩 赤小豆卌枚 人參三兩 伏令三兩

療卒狂言鬼語方
灸其足大拇指爪甲下三壯即止 外臺卷十五葉二十一右引此方原出肘後云范汪同集此方抄與本書跋續

右件五物，水一斗，煮取二升半，分三服。醫心方卷三治中風言語錯亂方第廿一葉三十八

邪入於陽則為癲。長安李府君女得癲病，募治愈者賞百萬。朝那縣卒自言能，不敢求錢，但願為門下卒。服藥即愈
太平御覽卷九百三十九疾病部二癲條葉九下引范汪秘方，今錄弟於此

治五癲方○集驗
鐵精一合 芎藭一兩 蛇床子五合 防風一兩
右四物，合和，搗下篩，日三服，日用一錢匕，有驗即愈。○外臺卷十五葉二十二右今錄驗引此方云范汪同，文稍異，例不重錄

又方

灸尺澤穴在肘後中動脈醫心方卷三治中風顛病方第廿二葉三十九

癇五癲牛癲則牛鳴馬癲則鳴馬狗癲則狗鳴吠羊癲則

羊鳴雞癲則雞鳴五癲病者腑藏相引盈氣起寒厥不識

人氣爭瘛瘲○案瘛原作瘈據此與本改吐沫久而得薞雄黃丸方

鉛丹○古今录驗云二兩熬成屑　真珠　雄黃研　水銀熬　雌黃一○

方無二兩　各　丹砂研各半兩○古今录驗云半兩

右六味擣和以蜜又擣三萬杵乃丸先食服胡豆大三

丸日再小兒三丸如小豆○案小豆豆字據本書外臺卷十五葉二十三右方

原出古今录驗云范汪同各五兩小兒三丸如小豆　驚癇六畜良忌生血物

療大人風引少小驚癇瘛瘲日數十發醫所不能療除熱

鎮心紫石湯方

紫石英　滑石　白石脂　石膏　寒水石　赤石脂各八　大黃　龍骨　乾薑各四兩　甘草炙　桂心　牡蠣熬各三兩

右十二味擣篩盛以韋囊置於高涼處大人欲服乃取水二升先煮兩沸便內藥方寸匕又煮取一升二合濾去滓頓服之少小未滿百日服一合熱多者日二三服每以意消息之紫石湯本○案本上原有一字據巫寅本刪無紫石英紫石英貴者可除之永嘉二年大人小兒頻行風癇之

病得發側不能言或發熱半身攣縮或五六日或七八

日死張思惟合此散所療皆愈忌海藻菘菜生葱外其卷十

五葉二十六至二十七右方

原出崔氏云范汪同

療風熱衝頂熱悶方

訶梨勒一枚取大者　芒消三合　醋一升

右三味搗訶梨勒為細末并芒消於醋中攪令消摩塗

熱處日且一二度外其卷十五葉三十一至三十二右方原出古今錄驗云張文仲實范汪同

癬

療癬百療不差方

黃連 芒消各五兩

右二味以水六升煮取四升去滓洗之日四五度良忌

猪肉冷水

又方

蛇床子二升 防風三兩 生蒺藜二斤

右三味切以水一斗煮取五升漬綿拭之日四五

又方

藺茹 蒴藋 茺蔚子 礬石 蒺藜 茵芋

羊桃 萹蓄各二兩

右八七味切以酢漿水二斗煮取一斗二升內礬石洗之

○案此等本无内字日三外臺卷十五葉四十一至四十二右此方原出千金云范汪無馬藺

療三十歲癮疹耳目皆合春秋輒發方

於南屋東頭第一梁壁外以細灰厚布地大小足容

兩腳躡灰上訖使病人徑去勿反顧灸腳十指間灰

灰上隨病人年為壯數車瑗通方已試神良外臺卷十五葉三十二至三十三右方原出古今錄驗云范汪同

療風瘙身體癮疹粉散方

烏頭炮　桔梗　細辛　白朮各一兩

右四味擣篩以鉛朱為色粉四升和令調以粉身外臺卷十五葉四十四右方原出深師云范汪同

癰瘍

治錮疽方
桑柴灰以酒和塗之不過三
又方
搗生莧菜取汁塗之不過三
皆出醫心方卷十七治錮疽方第十七葉十二上

療癰瘍方

苦酒於瓦甌底磨硫黃令成泥又取附子截一頭又磨硫黃上使熟將臥先以布拭瘍上數過乃以藥傅之即愈外臺卷十五葉五十右方

亦出集驗云名肥疽同

癭

治癭昆布丸方

昆布八兩 海藻八兩洗

右二物擣下篩和以蜜丸先食含如半棗大稍稍咽之日五服不知稍增以知為度醫心方卷十六葉十四 治癭方第廿五

療癭方

小麥卅一

醇苦酒一升漬小麥令釋漉出暴燥復漬使苦酒盡暴麥燥擣篩以海藻三兩別擣以和麥末令調酒服方寸匕日三禁鹽生魚生菜豬肉（外臺卷二十三葉二至三 右方原出小品云范汪同）

療癭酒方

是水雨徑霑出柳根三十升

右以水一斛煮得五斗同米三斗釀之酒成先食服一升日三（外臺卷二十三葉三右 方原出集驗云范汪同）

凡水癭氣癭可差石癭不可治療氣癭方

海藻二兩洗

右一味以醇酒四升漬二宿濾去滓細細燒含咽之盡

即更造取差為度 外臺卷二十三葉八右 云本出崔氏云范汪同

療五癭方

昆布三兩洗 海蛤二兩研 松蘿二兩 海藻三兩洗 通草 白歛

桂心各二兩

右七味作散酒服方寸匕日三 外臺卷二十三葉九右

瘤

㿉腫都軟者血瘤也㿉腫狀如蚢○案眉注云本草云蚢熱一名蚢短土色而文

又下注云蚢蚕也食蕭蒿葉為蠒也又旁注云蜀素反蝶

蚢蜥蜴也一名守宮字林云在蝘蜓湖蜥蜴

雖極大此宍瘤非癰也 醫心方卷十六治瘤方第十五葉廿七

瘰癧

治瘰癧朝夕發熱耗骨散方

龍骨七分 牡厲三分 一方分等

凡二物冶合下篩先食服五分匕日三 醫心方卷十六治瘰癧方第十三 葉廿三

療寒熱瘰癧散方

貍骨五兩炙 烏頭七分炮 黃連七分〇集原脫作六分據醫案本改

右三味擣下篩先食以酒服一錢匕日三良忌豬肉冷水 外臺卷二十三第二十五右方原出劉涓子云花佗同

療氣瘻瘰癧方

取臘月猪膏正月鼠頭燒令作灰以膏和傅之行準案大觀本草卷十八豚條引范汪此方云療鼠瘻瘰癧取臘月猪膏調塗之愈若不差者

療瘰癧右灸右肩頭三指度以下指灸炷皆以雞子大良若不能堪者可以中黄亦可已試有良驗

療頸鼠瘻累累者方

貝母　乾薑　藁本　桂心　蜀椒各一分汗

右五味擣下篩先食吳茱萸一分以酒服一撮忌生葱

行準案醫心方引此方又有吳茱萸下

治頸鼠瘻累累方

貝母二分　干薑一分　桂心一分　蜀椒一分　吳茱萸一分　藁本一分

療鼠瘻及瘰癧膏方

白馬 牛 羊 猪 雞等矢屑各一斤 漏蘆 藁本各二斤 宋本各作各一斤據宋本改

右七味并於石上燒作灰研絹篩之以猪脂一升三合煎亂髮一兩半令沸髮盡乃内諸藥屑微火上煎五六沸藥成先去瘡上痂以鹽湯洗新綿拭瘡令燥然後傅膏若無痂猶以湯洗日再若著膏当以帛覆無令風冷神驗瘰癧以膏傅上亦日再

療寒熱瘰癧散

白曾青半兩 當歸 防風 栝樓根 芎藭 黄芩

凡六物治下篩先以酒服一撮良醫心方卷十六治風瘻方第十六葉卅五

療風瘻瘰癧身熱方

猪椒二十斤

右一味以水淹足煎熟去滓置瓮中覆瓶口以瘡當上熏候熱極乃止痛膿血風當從瘡出便愈

寒熱風瘻瘰癧散方

狸骨炙 龍骨各五分 蜀椒半兩 風栝子 當歸 王不留行 土瓜根各一兩

右七味搗合篩先食酒服方寸匕日再夜一外臺卷二十三葉三十四至三十五

狸骨炙 甘草炙各二兩 細辛 乾薑 露蜂房炙各一兩 礜石燒半日 大附子炮 茯苓各半兩 斑猫去首足羽熬 芫青去首足羽各五枚熬

右十六味擣下篩為散以酒服一錢匕日再忌猪肉冷水海藻菘菜外台卷二十三第三十一至三十二 古今錄出集驗云范汪同

瘰鼠瘻瘡差後發及不愈出膿血不止方

以不中水猪脂㕮咀生地黄内脂中令其脂與地黄足相淹和煎六七沸去滓桑灰汁淨洗瘡去惡汁以地黄膏塗上日一易

瘰鼠瘻方

得蚰蜒所吞口中鼠燒末服方寸匕日再不過三服此大驗但難𩥇遇耳。案熙寧本无但并傳瘡中字遇作過

療鼠瘻方

死鼠一枚中形者 亂髮如雞子一枚

右二物以臘月猪膏淹令鼠髮盡之令其鼠髮都盡消膏成分作二分一分稍稍塗瘡一分以酒服之即愈矣鼠子當從瘡出神良秘不傳外臺卷二十三第三十九至四十右二方出千金 金云范汪同

胡臭

治腋臭方

干薑　白芷　胡粉　白灰、

凡四物分等合粉腋下。案外臺卷二十三葉四十九集驗引此方云范汪同無白芷僅三味

又方青木香散

青木香二兩　附子一兩　白灰一兩　礬石半兩

凡四物合搗著粉中汁出粉之。案醫心方卷四治胡臭方第廿四葉廿八

胡臭漏腋有天生胡臭有為人所染臭者天生者難療為人所染者易差然須五年。案原作三年據此字本改傳白礬散句止并服五香丸乃可得差勿言一度傳藥即差止可傳藥時得一度差耳凡胡臭人通忌食芸薹。案此字本作芸甚五辛療之終身不差胡臭方

辛夷　芎藭　細辛　杜衡　藁本各三分。案此常本作二分

○錢汁傳方　錢二七文
右以號、石膚今平以交脈下神良外臺卷二十三葉五十五右方原出古今錄驗方名注同

右五味㕮咀以苦酒漬之一宿煎三日取汁傅之欲傅臨時○案原脫欲至時四字據幽本補以差為度外臺卷二十三葉十九右方原出千金

治腋漏掖下及足心手掌陰下股裏恒如汗濕致臭者六物胡粉膏方

干商陸一兩　干苟杞白皮半兩　干薑半兩　滑石一兩　甘草半兩

胡粉一兩

右六物冶末以苦酒和塗掖下微汗出易衣復更著之不過三便愈或一歲復發、復塗之不可多塗与傷人掖也胡臭醫心方卷四葉七方第廿四葉廿七右方集驗原出小品云范汪古今錄驗同之○案外臺引集驗此方云范汪同之文稟互有異同今录如下

療漏腋腋下及足心手掌陰下股裏常如汗濕臭六物胡粉傅方

乾枸杞根半兩 胡粉一兩 乾商陸根一兩 滑一兩 乾薔薇根半兩 甘草半兩炙

右藥擣下篩以苦酒和塗腋下當微汗出易衣復塗著藥不過三傅便愈或更發復塗之不可多傅傷人腋餘處亦塗之 外臺卷二十三第五十六右方原出集驗云范汪同

漏腋方

正旦朝以小便洗 外臺卷二十三第五十六右方原出經心錄云范汪同

令人體香方

白芷　薰草　杜若　杜蘅　藁本　等分

右五味末之蜜和旦服如梧子三丸暮服四丸三十日足下悉香

又方

甘草炙　瓜子　大棗　松根皮　等分

右四味擣下篩食後服方寸匕日三二十日覺效五十日身體並香百日衣服床幃悉香 外臺卷二十三葉五十七右二方原出肘後云范汪同

後大棗枯方入此

范東陽方卷四十五

水氣

療風虛水氣腫豆酒方

大豆一升

右一味以水四升煮取二升汁去豆内美酒一升合煎取一升能隨意飲之日三常令有酒氣當清酒作之

療通身腫皆是風虛水氣亦療暴蒲黃酒方

蒲黃一升 小豆一升 大豆一升

右三味以清酒一斗煮取三升去豆分三服

療腫患下水氣四肢腫聶聶動木防己湯方

木防已三兩 甘草二兩炙 桂心二兩 茯苓六兩 黃耆三兩 生薑二兩

白术三兩 芍藥二兩

右八味切以水八升煮取三升二合分為四服有人患下是胃寒加當歸三兩人參二兩半龍骨二兩水一斗煮取三升二合分四服相去二十里頓服不下即不須内此三物也忌海藻菘菜桃李雀肉生葱大酢外臺卷二十葉二十七

療水腫大檳榔丸方

檳榔三兩 桂心三兩 附子二兩炮 栝樓三兩 杏人三兩一方無 乾薑二兩 甘草二兩炙 麻黃三兩去節 耆黃三兩 茯苓三兩 厚朴二兩炙 葶

蘼蕪三兩　椒目三兩　吳茱萸五合　白朮三兩　防己二兩

右十六味下篩，蜜和服丸梧子大二丸，日三，不知稍增至四丸，不知又加二丸，不下還服四丸，得小下爲驗。此療老小水腫、虛腫、大病後客腫作喘病，療之佳。忌海藻、菘菜、猪肉、冷水、生葱、桃李、雀肉、大酢。外臺卷二十葉三至四

范東陽方卷五十

治喉痺方

燒稱錘令赤着一坏酒沸止出錘適寒温盡飲之

又方

杏人三分熬　桂二分　合末着穀囊中含之稍咽其汁

醫心方卷五治喉痺方第七十葉五十二下

療喉痺者喉裏腫塞痺痛水漿不下入七八日即殺人療之方

巴豆一枚開其口

右一味以綿裹極堅令有繩出外以巴豆內鼻中隨腫

左右時時吸氣半日許即差無巴豆用杏人以塞耳如

之妙

又方

熬杏人熟擣蜜丸如彈子含咽其汁亦可擣杏人末

帛裹含之 外臺卷二十三葉十五右二 方原出肘後云范汪同

療卒喉中塞痛不得飲食方

取敗筆一枚燒屑以漿飲服一方寸匕良驗 外臺卷二十三

葉二十二右方原出第十五卷中亦入此卷行第[illegible] 崇大觀本草卷十七引范汪此方文稍異录以左

治喉中腫痛不得飲食燒筆頭灰漿飲下方寸匕 大觀本草

卷十七第頭灰
悮葉廿六上

咽喉卒癰腫食飲不過方

用薤一把擣傅腫上冷復易之用苦酒亦佳外臺卷二十三

葉二十一右方原出肘後云范汪同

療咽喉不利下氣方丸

射干根〇案原脫根字據幽寧本補　附子炮人參去皮炙熬各一分〇案原脫去至熬四字據幽寧本補

右四味合擣下篩蜜丸如梧子含一丸咽汁日三夜一

忌豬肉冷水

療口中咽喉不利當歸含丸方

當歸末二兩　杏人一兩熬去皮尖○案原脫熬至尖四字據輯寧本補

右二味擣合下篩以蜜和為丸如梧子二丸含漸漸咽

汁日三夜再

療咽喉中痛不利丸方

升麻　甘草炙　鬼臼　射干根○案原脫根字據輯寧本補　丹砂各一兩　雄黃一兩

杏人一十枚去皮尖○案原脫去皮尖三字據輯寧本補　麝香半兩

右八味擣下篩和以蜜丸如梧子飲服一丸日三漸加之

漸下之得咽痛失聲不利用良忌海藻菘菜外臺卷二十三葉二

十三

治咽方曰咽鸕鷀喙即愈

以下の方入半七頁八行二ヶ所下

治鯁燒鸕鷀羽水服半錢即下若呼鸕鷀鸕鷀亦有下者

太平御覽卷九百二十五羽族部十二鸕鷀條葉七上

治欬紫菀上丸

紫菀一分方一兩一乾薑一分一附子一分一桂心一分一款冬花一分一細辛一分

凡六物冶篩和蜜丸如小豆先食以二丸著牙上稍咽日再不知稍增

投杯湯治久欬上氣胸中寒冷不能得食飲臥不安床牽繩而起咽中如水雞聲方 ○ 案集注下注云水雞似鴨色黑而小恒在水中見人即入後即

出也又名鶤鴨其鳴聲似款款也
款東花卅枚方卅枚一細辛一兩一紫菀二兩方一兩一甘草二兩方一兩一五
味半兩一方大棗二十枚從準案味下疑脫子字杏人卅枚半夏半升洗方三兩一
桂心二兩一麻黃二兩方四兩一干薑二兩
凡十物㕮咀以水八升煮得二升先食適寒溫再服溫
臥汗出即愈醫心方卷九治欬味方第一葉四
苗詭士孫粟男兒四歲極啼已多飲水得上氣喘息欲死
師灸之與五味湯不差苗與合此霞杯湯兒不能飲母稍
々合之一夜至明盡得愈已上本書
治嗽味上氣呼吸攀繩肩息欲死霞杯湯方

麻黄四两　甘草二两　干薑二两　桂肉二两　貝母二两

凡五味物以水八升煮取二升再服即愈今悉已上據小品方綴醫外臺

卷十葉二十四古今录验引此方云范汪同惟藥雖同而更方後主治文較此為繁今不具录醫心方卷九治咳嗽方第一葉五上

療肺癰欬嗽灸近兩乳下黑白宍文百壯即愈醫心方卷九治欬嗽法第一葉七右方多出備急方云范汪同

療肺癰欬嗽吐膿沫心中溫溫咽燥而渴者方一云不渴

生天门冬一升擣取汁　酒一升　飴糖一斤　紫菀末四合

右四味合銅器中於湯上煎可丸服如杏人一丸日三

忌鯉魚 外臺卷十葉二右 方丞出肘後 云范汪同

療肺痿欬唾涎沫不止咽燥而渴方 一云不渴

生薑五兩 人參三兩 甘草二兩炙 大棗十二枚擘

右四味切以水五升煮取一升半分再服忌海藻菘菜

療肺痿欬嗽涎沫出心中溫溫咽燥而渴方 一云不渴

生薑五兩 甘草二兩炙 大棗十二枚擘

右三味切以水五升煮取一升半分再服一方乾薑三兩代生薑忌海藻菘菜 外臺卷十右二方丞出集驗 云范汪同

療肺痿涎唾多出心中溫溫液液甘草湯方

甘草二兩炙

右一味切以水三升煮取一升半分溫三服忌海藻菘菜

療肺痿吐涎沫桂枝去芍藥加皂莢湯方

桂心三兩 甘草二兩炙 大皂莢一挺去皮子炙 生薑三兩 大棗十二枚擘

右五味切以水七升微火煮取三升分三服忌生葱海藻菘菜 外臺卷十葉三至四右 方亦出千金云范汪同

療胸中滿而振寒脈數咽燥而不渴時時出濁唾腥臭久久吐膿如粳米粥是為肺癰桔梗湯方

桔梗二兩 甘草二兩炙

右二味切以水三升煮取一升分再服朝暮吐膿血則差

外臺卷十葉十三右方
原出集驗云范汪同

療欬有微熱煩滿胷心甲錯是爲肺癰黄昏湯方

黄昏手掌大一枚是合昏木皮○案本作
是即合歡木皮據此章本改

右一味切以水三升煮得一升分再服

肺癰喘不得臥葶藶大棗瀉肺湯主之兼療胷脇脹滿一身面目浮腫鼻塞清涕出不聞香臭酸辛欬逆上氣喘鳴迫塞方

葶藶三熬令色紫○案
三下疑有脫字

右一方擣令可丸以水三升煮取擘大棗二十枚得二升內藥如彈丸一枚煎取一升頓服外臺卷十葉十三
至十四右二方原

四千卷第十二頁 肺癰入此

肺癰

出千金云
范汪同○○

療肺癰方

薏苡人一升 醇苦酒三升

右二味煮取一升温令頓服有膿血當吐

療肺癰葦莖湯方

剉葦一升 薏苡人半升 桃人五十枚去尖皮兩人者 瓜瓣半升

右四味㕮咀以水一斗先煮葦令得五升去滓悉内諸

藥煮取二升分再服當吐如膿 外臺卷十葉十四至十五 右二方出古今

集驗云
范汪同

上氣二物散 本司馬大將軍方

麻黄一斤去節 杏人一百枚去尖皮雙人熬○案原脱去節至熬十六字據熙寧本補

右藥各別擣合和下篩為散 上氣發時服方寸匕可至三方寸匕 以氣下為候 不必常服 外臺卷十葉二十一 右方原出古今錄驗 云范汪同

療卒上氣鳴息便欲絶方

麻黄去節 甘草炙 各二兩

右二味切 以水三升煮取一升半 分三服 外臺卷十葉二十二右方原出備急 引葛氏 云范汪同

沃雪湯 療上氣不得息臥 喉中如水雞聲 氣欲絶方

麻黄四兩去節 細辛二兩 五味子半升 桂心 乾薑各一兩 半夏如博棊子八枚 洗去滑 一方四兩 案原脱如至子四字 據熙寧本補

右六味切以水一斗煮取三升絞去滓適寒温服一升

投極則卧一名投極麻黄湯令人汗出不得卧勿怪亦

可從五合不知稍增日再凡煮麻黄先煎二沸去上沫

又内餘藥忌生葱生菜羊肉餳食 外臺卷十葉二十九至三十右方亦出古今錄驗

三味備急散本療卒死感忤宮泰以療人卒上氣呼吸氣

不得下喘逆差後已為常用方

巴豆 乾薑 大黄

右藥等分巴豆小熬去心皮合擣下篩服半錢匕得吐

下則愈忌野猪肉蘆筍 外臺卷十葉三十■至三十二右方亦出古今錄驗云范汪同

紫又白

療大走馬奔走喘乏便飲冷水冷飲因得上氣發熱方

竹葉三斤 橘皮三兩切

右二味以水一斗半煮取三升去滓分為三服三日服

一劑良 外臺卷十葉三十一右方原出肘後云范汪同

此方入前

三味吐散宮泰以療上氣呼吸喘逆方

瓜蒂三分 杜蘅三分 人參一分

右三味搗篩為散以温湯服一錢匕老小半之 外臺卷十葉三十一

右方原出古今

集驗云范汪同

范東陽方卷六十八

失精

療男子虛失精三物天雄散方

天雄三兩炮　白朮八分　桂心六分

右藥擣下篩服半錢匕日三稍稍增之忌猪肉冷水桃李雀肉生葱外臺卷十六葉四十六至四十七

療虛損失精黃耆湯方

黃耆　當歸　甘草炙各二兩　桂心六兩　茯苓　石斛各三兩

乾棗十枚百三　白蜜二升

右八味切以水一斗煮取四升內蜜煎取三升分為四

服日三夜一以食相間忌海藻菘菜生葱外臺卷十六葉四十七右

方原出古今錄驗云范汪同

療男子尿精方

栝樓根　澤瀉　土瓜根各二兩

右三味擣合下篩以牛膝和為丸如梧子先食服五丸日四服

〇案深師作先食服三丸良外臺卷十六葉四十七下

桂心湯療虛喜夢與女邪交接精為自出方一名喜湯

桂心　牡蠣熬　芍藥　龍骨　甘草各二兩炙　大棗三十枚一方十枚〇案三十枚原作三七枚據宋本與宰本改

右七味㕮咀以水八升煮取三升去滓溫分三服忌海

藻菘菜生菜葱 外台卷十六葉五十一右方 司出陽師方范汪同

薰草湯療夢失精方

薰草 人參 乾地黃 白朮 芍藥各三兩 茯神

桂心 甘草炙各二兩 大棗十二枚擘

右九味切以水八升煮取三升分爲二服五服如人行四五里一方又有茯苓三兩忌桃李雀肉大酢海藻菘菜生葱 一本無薰草人參又有薰草人參龍骨別是一方 外台卷十六葉五十二右方原出小品云范汪同

灸丈夫夢泄法

灸足內踝上一寸一名三陰交二七壯兩腳皆灸內

踝踝〇案下踝上大脉並四指是外臺卷十六葉五十二右方原出集驗云
跙跙宋本作乜

范汪同

范東陽方卷九十一

療湯火灼瘡方

破雞子取白塗之

又方

以豆醬汁塗之 外臺卷二十九葉三十五上

治火爛瘡蜜膏方

食蜜一兩 烏賊魚骨二銖

凡二物冶烏賊魚骨下篩蜜中撓令相得薄塗瘡上日二 醫心方卷二十八治湯火燒灼方第一葉四至五

療火爛瘡膏方

栢白皮　生地黄（各四兩研）　苦竹葉　甘草（各四兩）

右四味切，以猪脂一斤煎三上三下，藥成濾去滓，以摩瘡上，日再摩。（外臺卷二十九葉三十三，右方原出集驗，云范汪同）

火瘡敗壞方

栢白皮切，臘月猪膏合淹相和，煮四五沸，色變去滓，塗瘡。（外臺卷二十九葉三十三至三十四，右方原出千金，云范汪同）

治灸瘡腫痛方

取韮搗，以滓上，以火炙令熱，入瘡中，日三。（醫心方卷十八治灸瘡腫痛方第三葉下）

治灸瘡出血不止方

蓮子草汁注中。以冬月末干者付之。醫心方治灸瘡血出不止方引
四葉七

代指

療代指方

以指刺炊上熱飯中七過。○案過原作遍，據興寧本改。外臺卷二十九葉四十四右
方原出肘後，云范汪同。

療手指忽腫痛不已者名爲代指方

和泥泥指令遍周匝厚一寸許，差。○案原脱差字，據興寧本補。
以熱灰中炮之令燥，視皮皺即愈，不皺者更爲之，亦良。

外臺卷二十九葉四十四右
方原出備急云備急同

手足皸裂

療手足皸裂方

蜀椒四大合汗以水一升煮之七沸。千金翼本去
作七沸
滓漬之半食頃出令燥須臾復浸遂羊猪髓腦尤妙

外臺卷二十九葉四十九右
方原出深師云范汪同

取葱葉萎黃葉煮以漬洗之良醫心方卷八治手足皸裂
方第廿葉三十一外臺卷
二十九葉四十七集驗
引此方云范汪同

療人腳無冬夏常坼裂名曰尸腳此因履蹹洗尸水及惡物故也方

取雞屎一升以水二升煮數沸待小冷以漬脚半日不過三四度差外臺卷二十九葉四十八右方原出集驗云范汪同

療手足指逆臚方

真珠一分　乾薑二分

右二味擣末以粉瘡指上。案粉原作塗據單寫本改日三外臺卷二十九葉四十八右方未著卷數

治疣目方

月臨夜於廁前取故草二七枚，枚二七過砏目上記

祝曰今日月晦尤驚或明日月朔了○案覲當注云朝欲●取

亡人枕若席二七拭之愈行准案外臺卷二十九葉四十八肘後引此方略同

又方

杏人燒令黑研塗良醫心方卷四治疣目方第廿二葉廿五上

療去疣目方

七月七日以大豆一合拭疣目上三過迺訖使病疣目人種豆著南向屋東頭第二霤中豆生四葉以熱湯沃殺疣目便去矣

又方

作艾炷著疣目上灸之三炷即除外臺卷二十九葉四十九右二方略

集驗云范汪同

療手足忽生疣目方

蒴藋赤子挼使壞，疣目上亦令以口葉原脫亦令以三字據照寧本補

塗之即去外臺卷二十九葉五十右方原出張文仲云范汪同

手足發胝

手足忽發胝方

取粢米粉鐵鐺熬令赤，以眾人唾和之，以塗上，厚一寸，即消醫心方卷八治手足發胝方第廿一葉三十二右方原出葛氏方云范汪同之

去黑子及贅方

去黑子及贅方

生藜蘆灰一升五 生薑灰一升五 石灰二升半

右三味合和令調蒸令氣溜取甑下湯一斗從上淋之

盡湯取汁於鐵器中煎減半更閑火煎以雞羽掃中即

燋斷藥成欲去黑子疣贅先小傷其上皮令裁破以藥

點之此名三灰煎秘方不傳（擇經疑不傳二字疑此其宗生補）外臺卷二十九葉五十一

右方本出集驗云范汪同

滅瘢

下段

滅瘢方

禹餘糧 半夏

右二味等分末以雞子黃和之先以新布拭瘢上令赤

以塗之勿令見風二十日滅矣十年瘢無不愈平復如

故

外臺卷二十九葉五十六右
方原出必効云已湯同

治創癰方

以人精和鷹矢白傅之

醫心方卷四治創癰
方第卅三葉卅六下

范東陽方卷九十五

療金瘡內塞止痛地榆散方

地榆根三分　白斂各二分　附子炮一分　當歸四分　芎藭　白芷

芍藥各三分

右七味擣散，以酒飲服方寸匕，日三服。忌猪肉冷水桀○

原脫猪至水四字，據幽寧本補

金瘡內塞逐痛方

黄芩　當歸各三兩　甘草炙二兩　細辛　烏頭炮各二兩　當歸

乾薑一兩　白芷四兩

右七味擣篩以酒飲服一錢匕日三可至二錢匕忌生菜海藻菘菜豬肉冷水等○案忌服生至等十一字作忌同前方據此字本改補

金瘡止痛方○案止此字本作上

馬蹄燒灰三指撮以酒和服之外臺卷二十九葉二十至二十一右三方並出第十九卷中今入此卷

療金瘡內塞止痛生肌肉散方

當歸　甘草炙　肉蓯蓉　芎藭　芍藥　蜀椒汗

吳茱萸　乾薑　桂心　白及　黃耆　厚朴炙

人參

右十三味等分擣為散以酒飲服一方寸匕日三服忌

海藻菘菜生葱等。○案原脫海至等七字作忌同前方據此章本改補

療金瘡生肌白膏方

白芷一兩六銖　乾地黄一兩半　芎藭一兩六銖　甘草二兩炙　當歸

白歛　附子各十八銖去皮　蜀椒二合半汗

右八味㕮咀以猪脂五斤合煎三上三下藥成去滓塗瘡上日再忌海藻菘菜猪肉冷水蕪荑。○案原脫海至荑十字作忌同前方據此章本改補　外臺卷二十九葉二十一至二十二

凡裹縛金創用故布帛不急以繫衣帶　醫心方卷十八治金創方第五葉八

治金創出血方以白灰厚裹之　醫心方卷十八治金創血出不止方第九葉十二下

療箭傷

治毒箭所傷方

擣葛根食之（以葛食汁務多為佳）

又方

干薑藍青鹽分等擣和傅創上毒皆出

又方

末雄黃傅瘡瘡當沸汁流便愈（醫心方卷十八治毒箭所傷方第十四葉十五六）

療卒被毒箭方

擣藍青絞取汁飲之并傅瘡上若無藍取青布漬之絞取汁飲之亦以汁淋灌瘡中

又方

乾薑鹽等分搗末敷瘡上毒皆自出（外臺卷二十九葉二十六右二方原出肘後云范汪同）

療被毒箭傷方

食麻子數升愈搗飲其汁亦佳（外臺卷二十九葉二十七右方原出小品）

療毒箭方

煮蘆根汁飲一二升（外臺卷二十九葉二十七右方原出集驗云范汪同）

竹木刺

竹木刺不出方

鹿角燒灰末以水和塗之立出久者不過一夕（外臺卷二十九葉二十七右方原出劉涓子云范汪同）

療刺壯〇案壯粟作藏據此宜本改在肉中不出方

用牛膝根莖合擣以敷之即出縱瘡合其刺猶自出

外臺卷二十九葉二十八右方原出集驗云范汪同

療竹木刺不出方

刮象牙屑水和塗刺上立出外臺卷二十九葉二十八右方原出文仲云范汪同

被打傷

去血湯主腸中傷積血方

煑赤小豆二升合得汁二升以淳苦酒七升合和汁中飲一日盡之狀如熱湯沃雪即消下甚良醫心方卷十八治被打傷方第廿葉廿一下

范東陽方未分卷

治瘧方

治瘧方曰蝙蝠七枚合擣五百發雞鳴服一丸禺中一丸

遇發乃與粥清一升耳太平御覽卷九百四十六虫豸部三蝙蝠條葉二下

治瘧方

臨發時搗大附子下篩以苦酒和之塗背上醫心方卷十四葉二十八治諸瘧方第十二

治鬼瘧方

丹書額言戴九天書臂言抱九地書足言履九江書

背言南有高山上有大樹下不流之水中有神虫三

頭九尾不食五穀但食瘧鬼朝食三千等暮食三百急急
急如律令書胃言上高山望海水天門亭長捕瘧鬼
得便斬勿問罪急急如律令
平旦發者市死鬼恒山主之服藥訖持刀
食時發者縊死鬼蜀木主之服藥訖持索
日中發者溺死鬼大黃主之服藥訖持盆水
晡時發者舍長鬼麻黃主之服藥訖持磨衡
黃昏發者婦人鬼細辛主之服藥訖持明鏡
夜半發者厭死鬼黃芩主之服藥訖持車軟 ○案注云 轃欲
夜半發者小兒鬼附子主之服藥訖持小兒墓上折草

术。

凡七物各一分冶下篩發時加亓主病藥一分、黄芩日

從旦至發時溫酒服方寸匕三服、訖必持亓主物病

甚良有効

旦平作者客民鬼也先作時令病者持衣如辭去言

欲遠行立愈

食時作者客死鬼也先作時令病者辭言欲歸之大

道上橋梁下逃之

禺中作者市死鬼也先作時令病者因結樹北向吐

皆以捈

入以
下刻
日昳作者（昳衍注案跌当作）已死鬼也先作時令病者
人言吏捕汝逆中
日中作者溺死鬼也先作時令病者取盆水著中逆
南向坐營以埃
晡時作者自經死鬼也先作時令病人當棟下臥以
淹素綃病者頭
日入作者人奴舍長死鬼也先作時令病者磨碓間
逃之
黃昏作者盜死鬼也先作時令病者踰去遠逃亡無令
人知其家

人定作者小兒鬼也先作時病者取小兒墓上析草本立愈

夜過半作者因死鬼也先作時死司實（案考注云空疑）械堂（案考注云宮疑）令病者持之囚從出可榜笞汝者

夜半作者寒死鬼也先作時令病者溫衣裝以埃持桃枝飲食逃內中無人知見蓊此次上

雞鳴作者亂死鬼也先作時令病者把稾席之菰目應令持桃枝笞以埃（醫心方卷十四治鬼瘧方第十四葉二十九至三十一）

治瘧淡實不消恒山湯方

恒山六分 甘草四分 知母三分 麻黃三分 大黃四分

噦。

噦逆

○陽逆湯治胃中有熱噦逆

青竹茹方竹茹各一兩 枇杷葉 子

半夏 橘皮 人参各一兩 石膏 一枚

生薑二兩 飴二兩

凡五物以水一斗五升煮得

七升服一升日三夜二 醫心方巻

三 治噦逆方

第廿五葉四十四

凡五物切以水五升煮取二升分三服至發時令盡 醫心方巻十四

治溪实瘧方芊

十七葉三十三

治連年瘧不差牛膝酒方

牛膝草一把好酒三升

凡二物牛膝内酒中一宿明旦分三服 醫心方巻十四 治連年瘧方弟

廿一葉

三十六

噦。

療卒噦方

枳實三枚炙去核㕮咀之以三家乳一升以羊脂五

兩並枳實令沸復以内乳令沸去滓含咽之 外臺巻六葉四

十一右方原出

集驗云范汪同

治消渴

治消渴湯方

麥門冬一兩　土瓜根二兩　竹葉一把

右三物㕮咀，水七升，煮取令得三升，分再服，神有驗。（醫心方卷十二治消渴方第一葉五）

治渴日飲一斛，小便如之，栝樓湯方

栝樓二兩　黃連一升　甘草二兩

右三物，水五升，煮取二升半，分三服。（醫心方卷十二治渴利方第二葉七）

神方消渴人宜常服之

乾地黃八兩　署預四兩　茯苓三兩　山茱萸五兩　澤瀉四兩　牡丹皮

三兩附子炮三兩桂心三兩

右六藥擣篩蜜和丸如梧子大酒下服十丸少少加以知為度忌豬肉冷水蕪荑胡荽酢物生葱○案宋本葱下有與字外臺卷十一葉三十一右方原出肘後云范汪同

解五蒸湯方

甘草炙一兩 茯苓三兩 人參二兩 竹葉二把 葛根 乾地黃各三兩 知母 黃芩各二兩 石膏五兩碎 粳米一合

右十味切以水九升煮取二升半分為三服一方以水三升煮小麥一升乃煮藥忌海藻菘菜蕪荑大酢○案酢原作

火醋攪與寧本段　外臺卷十三葉四右方　原出古今錄驗　文意略同

療骨熱狸骨丸方

狸骨　連翹各五分　土瓜　山茱萸　玄參　胡鷰屎

黃芩　丹砂　馬目毒公　鳶尾各二分　黃連　芍藥

雄黃　青葙子　龍膽　栝樓各三分

右十六味擣篩蜜和丸如梧子先食服三丸日三不知

稍稍增之以知為度禁食生魚菜猪肉黃黍米生血物

外臺卷十三葉四十九

右方未舉卷數

尸疰

治盜汗麻黃散
麻黃根三分　故敗扇燒屑一分
凡二物冶篩以乳服三分匕日
三大人方寸匕日三（醫心方卷十三 陽虛盜汗 方第十二 葉二十上）

凡九十種寒尸疰此病隨月盛衰人有三百六十餘脉走入皮中或右或左如人所刺遂致於死々尸相注或滅門

太平御覽卷七百十三疾病部六注條葉一下

療目中風腫痛方

取雞白刀截仍以膚上令遍漢皆著雞頭辛痛者止之（外臺卷二十一葉十六　右方原本未采卷收　大觀本草卷二十八雞條葉八同）

治目冥茫々方

蕤核仁三　黃連仁二　干薑　細辛各一十仁

凡四物以咀蚕三合水三合漬之一宿二日得二合知米

注目眥中日三四（醫心方卷五治目不明方第十三葉十一）

治目有熱卒生翳方

取書中白魚曝令干末少ゝ注翳上一注便愈

又方

搗枸杞汁洗翳上日五六良（醫心方卷五治目膚翳方第十七葉十五至十六）

治目卒生珠管方

以蜜塗目中仰臥須臾有汁出隨拭去之末目乃可

塗之生蜜尤良

又方

鯉魚若鯖魚膽注眥中以少真丹和膽傅尤佳（醫心方卷）

五治目珠管方第十九葉十七下

治目赤痛方

干薑二分 黄連四分

凡二物冶合已乳汁和以黍米注四眥晝夜无所在

又方

黄連一两 丁香廿枚

以水八合漬之三日去滓洗眼 醫心方卷五治目赤痛方第廿二葉二十至二十一

治目淚出不止方

燒馬矢細末絹篩以少少傅眥中 醫心方卷五治目淚出方第廿不葉二十四下

主目中淚出不得開即刺痛方

以鹽如大豆許內目中瞤瞤去鹽以冷水數洗目差

大觀本草卷四
食鹽條葉九上

治目為物所中傷有熱痛而闇方

以水和雀矢以筆注之

又方

乳汁和胡粉注目五 醫心方卷五治目為物所中方
第廿七葉二十五右二方並出

葛氏云已上
前注方同之

稻麥芒入目方

取杏汁注目中 醫心方卷五治稻麥芒
入目方第廿九葉二十五

治目眯不去生淫膚方

瞿麦干薑 凡二物分等為散以井花水服一刀圭

日三 醫心方卷五治芥芒草沙石入目方第卅葉二十六 醫略抄治目入芒草沙石不出方第八同

治鼻中多清涕方

細辛二分 椒二分 干薑二分 皂莢一分 桂心二分

凡五物治篩和以青羊脂裹以帛塞鼻中良 醫心方卷五治鼻塞

淨出方第卅一 葉二十七下

治鼻中息肉通草散方

通草半兩 樊石一兩 蔾 真朱一銖

凡三物合冶下篩展綿如棗核取藥如小豆著綿頭內

鼻中日再（醫心方卷五治鼻中瘜肉方第卅二葉二十八）

卒衄血出不止方

書額上作由字（醫門方治卒鼻衄方第九葉四同）

又方

濃融膠膠額膠燥血斷已用良

熱病衄鼻多者出血一二斛方

蒲黃五合水五升和飲一頓差不愈（醫心方卷五鼻出衄方第卅六葉）

三十一上

治人口生瘡方

杏子一枚 黃連一兩 甘草一寸

右三物治下篩綿裹之內著口中含之含汁稍咽之

已用驗 醫心方巻五治口舌生瘡方第卅三葉三十五

治吐血下血不止方

生地黃一升㕮咀清酒五升微火上合煮得二升半

去滓強人頓服老少分再服 醫心方巻五治吐血方第卅七葉三十七至八

治口中爛傷喉咽不利方

礬石二兩黄連一分治篩以大豆二枚置口中含創上小兒礬石如小豆日三醫心方卷五治口中爛痛方第卅九葉三十九下

懸癰卒長方

釜底墨以酒和塗舌上下即愈

又方

以鹽注其痛即自縮醫心方卷五治懸癰卒長方第五十六葉四十四

治風齒痛根宣腫痛引耳頰晝夜啼無聊賴方

獨活四兩切以清酒三升器中熱灰炮之令稍稍沸

令得一升半熱含之輒吐神良 醫心方卷五治風齒痛方第五十七葉四十四

治齲齒方

有孔取細鐵大小如孔中也曲鐵頭火燒令熱以内孔中不過四五便癒 醫心方卷五治齲齒痛方第五十八葉四十五至五十不

治齲齒方

細辛一兩 礬石半兩 桂心一兩 方分等

凡三物以水三升煮取一升五合細細嗽口吐之 醫心方卷五治齲齒痛方第五十八葉四十五上右方 原出刪繁論云今案巨桂方以細辛代躑躅

治齒根動欲脫方

取生地黃根肥大者一節咽其汁日三其日即愈可數十年不復發醫心方卷五治齒動欲脫方第六十一葉四十七上

耳下[illegible]衍

耳聾有五種風聾者掣痛勞聾者黃汁出乾聾者耵聹生虛聾者蕭蕭作聲亭耳者膿汁出治之方已上摘葛氏方備

鯉腦竹筒盛塞頭蒸令烊吮以灌耳醫心方卷五治耳聾第一葉二

治耳聾方雞子一枚漬苦酒七日塞耳當取其黃汁用注中神良

又方

以淳苦酒漬附子五六宿削令可入耳中累以綿

塞耳 醫心方卷五治耳聾方第一葉三

蟲入耳方 水根 行準案根疑銀之誤 如大豆置耳中須臾令耳向下以銅叢（器）擊叢數十即出

又方

搗韮菜以汁灌之 醫心方卷五治百虫入耳方第六葉七至八

癩

瘰癩方

取馬新蒿一名馬矢蒿一名爛石草擣末服方寸匕日三百日如更赤起一年都差平復

又方

灸兩手約指中理左右及手足指虎口中隨年壯

療癩身体面目有瘡必死方

水銀研 䕡茹 藜蘆 真珠研 丹砂研 雄黄研

右六味各一斤皆研如粉以三歳苦酒三石五斗於瓮中漬諸藥令耗七日於淨温密室中漬洛始從足漸至腰浸之日一以綿拭面目訖以水洗兩目勿令入目也可七日為之勿令冷神効忌狸肉生血等外臺卷三十葉九右方存

出洋師方

君臣同

治大風癩瘡方

取蒺草一擔二石水煮取石汁以漬創不過三漬愈

一醫心方卷三治中風癩病方第廿葉三十七

烏癩白癩丸方

猬皮炙　魁蛤　蝮蛇頭炙　木虻四枚去翅足熬　虻虫去翅足熬　蠐螬炙各一枚　鯪鯉甲去頭足炙　葛上亭長七枚　斑猫七枚去翅足炙　蜈蚣去頭足炙　附子炮去皮各一枚　蜘蛛五枚炙　水蛭一枚　雷丸三十枚　巴豆十五枚去皮心熬　水銀研　大黄　真丹　桂心　射罔各一兩〇案罔原作周據醫心方改　黄連一分　石膏研二兩　蜀椒汗三分　芒硝一分石研　龍骨三分　甘遂熬　礜石燒半日〇案原脱半日二字據醫心方補　滑石各一

右二十八味擣篩蜜和丸如胡豆服二丸日三加之以

知為度忌豬肉冷水生葱此方與兩個多不同為是古方
傳寫差錯若臨用時可以意量之一方有七虫無木蝱斑猫蜈蚣蜴虵作蜘
蛛 外臺卷三十葉十右
方與肘後集驗文仲法同
療在身白屑搔之或啼作白癜方
苦參五斤 露蜂房炙五兩 猬皮一具炙剉之 麴三斤
右四味切以水三斗五升合藥漬四宿去滓炊米二斗
釀如常法酒熟食後飲三五合漸增之以知為度 外臺卷三
十葉十一右
方未詳數卷
療白癜方
乾艾葉濃煮以漬麴作酒如常法飲之令醺醺 集

又方

大蝮蛇一枚乾者并頭尾全○案此本全作完句全欠少矣

○案原脫矣字據此字本補以酒漬之大者一斗小者五升以糠

火溫令酒盡稍稍取蛇一寸許以臘月猪膏和傅瘡

上忌小麥熱麵外臺卷三十葉十一至十二右二方原出文仲云范汪同

療瘑瘡方

苦酒一升溫令沸以生韭一把內中以薄瘡上即差

又方

雄黃一兩黃連二兩作屑○案原脫作屑二字據此本補松脂二兩髮灰準丸

丸大

右四味以白晋与松脂合擣以敷瘡上案肘後引無黃連有黃芩餘同

又方

亂髮頭垢各等分○案各原作等據四庫本改螺殼二十枚燒以臘月豬脂和如滑泥以傅之○案傅原作敷據四庫本改

又方

羊躑躅花三升以水漬之半月去滓以汁洗瘡一方炙鮓以敷瘡上虫當出也

又方

桃花鹽等分熟擣以醋和敷之

又方

皂莢十枚，苦酒四升，煮之，去滓，煎如飴，以敷瘡上。

又方

穀木白汁一合，苦酒二合，小蒜升合，釜月下土一合。

右四味和以泥，以上塗瘡，裹之。○案：原脫以上及塗裹四字，據醫心方補。乾復塗之。○案：原脫之字，據醫心方補。外臺卷三十葉四十一至四十二。右七方原出集驗，云范汪同。

治癬濕方

取羊蹄根，細剉數升，以桑薪灰汁煮四五沸，去滓，以汁洗瘡。醫心方卷十七治癬瘡方第二葉九至十

治白丹方
破生鯉魚血傅之良
醫心方卷十七治丹毒瘡方第一葉弍

療燥癬方
水銀和胡粉研令調以塗之
又方
以雄雞冠血塗之外台卷三十葉廿四十七右二方互出肘後云范汪同
療乾濕癬神方
取狼毒末以苦酒磨之以墨法先洗刮令傷以敷之
不用塗壞人肉大以集塗下原有重字據照宋本刪外台卷三十葉四十七右方互出深師云范汪同
治疥水銀膏方

水銀一兩二分（一方二兩）黃連一兩 黃蘗一兩（炙）藍柒一兩 亂髮二分（燒成灰）

凡五物搗下篩和以神明膏三合令相得塗瘡上日三

神良

又方

羊蹄搗根豬脂和塗或小與鹽（醫心方卷十七治瘑瘡方第三葉十三）

療瘑方

療瘑方

擣羊蹄根和豬脂塗瘡上或著少鹽佳（外臺卷三十葉五十一右）

（方原出集驗云范汪同）

又方

療瘑瘡方

取楝根削去上皮切皂莢去皮子分等〇案原作等分據巡寧本改

熟擣下篩脂膏和搽疥〇案原作痒據巡寧本改去痂以塗之

護風勿使女人小兒雞犬見之外臺卷三十葉五十一右方肘後備急引

葛氏云范汪同

治惡刺中生惡肉梃出方

末石留黃傅之有汁著末无汁以唾和傅之醫心方卷十七

治惡刺方第四葉十五上

治王爛瘡方

大麻子大豆分等著筩中內〻（之訛）埶炙蓋筩頸取汁塗

西[illegible]室

創上一身過愈醫心方卷十七治王爛瘡方第八葉二十一

治月蝕創諸惡創方

燒仇道末傅之傅創无汁者膏和塗之可以蝦蟇膏

塗之醫心方卷十七治月蝕瘡方第十葉二十三

治柒瘡方同

芒消二合一方五兩以水一升漬自消色黑以洗之醫心方卷十七治柒瘡方第十二葉二十六

治疽創方用

胡粉以猪膏和丸陀傅瘡上良醫心方卷十七治疽創方第十四葉二十九

治諸創因風致腫方

取櫟木根但刮取皮卅斤剉煑令熟內塩一把一方
塩一升令温温拭漬創膿血當出日日為之則愈
醫心方卷十七治疽創
方第十四葉三十二

王子喬服菊增年變白方
菊以三月上寅日採名曰玉英○案原作五英據宋本遐宣本改六
月上寅日採名曰容成九月上寅日採名曰金精十
二月上寅日採名曰長生者根莖也陰乾百日取等
分以成日合擣千杵下篩和以蜜丸如梧桐子日三
服七丸百日身体潤一年白髮變黑二年齒落復生

三年八十者變童兒

染髮方

胡粉一分 白灰一分

右二味以鷄子白和先以泔將髮洗令淨然塗之〇案然原作後據宋本改黑即急以油帛裹之一宿以澡豆洗卻黑軟不絕甚妙外臺卷三十二葉三十八至三十九右方原未舉卷數

美色

治面無色令易澤肥白方

紫菀三分一方五分 白朮五分 細辛五分

凡三物為散酒服方寸匕十月〇案月當注云日知之

令人面目肥白方

乾麦門冬一升去心 杏人八百枚去皮生用

凢二物爲丸先食酒服如杏人二丸日三 十日知之

令人嬿媚白好方

蜂子三升 婦人乳汁三升

二物以竹筩盛之契和埋陰墻下廿日出以傅面百日如素矣

令人潔白方

瓜瓣四分 桃花四分 橘皮一分 白芷二分 薏苡米二分

五物下篩蜜和丸 梧子大酒服五丸日三卅日知百日

白矣
令人面及身體悉潔白方
七月七日取烏雞血塗面上便白遶至再三塗此御
方也身体悉可塗之
令人妙好老而少容方
天门冬ゝ二 小麦種ゝ一 車前子ゝ一 瓜瓣ゝ二 白石脂ゝ一
细辛ゝ一
六物别治下篩候天無雲合攪（和）之旹三指撮飯後服勿
绝十日身輕卅日焦理中百日白髮黑落歯生老者復
壯少者不老東海小童服之傳與盧王夫人年三百歳

恒德好女神秘（醫心方卷廿六美色方第二葉十一至十二）

婦人

療乳癰三物桂心貼方

桂心三分　甘草二分　烏頭二分

右擣篩以苦酒和塗腫上以小紙覆濡其上將乳居其中以乾布置乳下須臾布當濡有膿水也佳（外臺卷三十四葉十右）

方原出集驗云范汪同

此方退後

產後諸病宜煮薤白食之惟多益好用肥羊肉去脂作炙食之或以羊腎脂炒薤白食尤佳（大觀本草卷二十八薤條葉八上）

治婦人乳●丸癰方

大黃治蒜和生雞子傅腫上燥復更傅不過三愈

又方

竈中黃土以雞子黃和塗之

又方

蔆粉水和傅之

又方

大黃鹿角二物分等燒鹿角與大黃蒜以雞子白和

拈之　醫心方卷廿一治婦人乳癰方第五葉五下

治乳焚腫方

燒石熨之差

前方入此

入以

又方

取朱書乳作魚字驗醫心方卷廿一治乳癰方第五葉六 右方ハ出此門方之急法方同之

婦人

治乳端生氣出汁痛方

鹿角二分燒甘草一分 治合 和鷄子黄置熳灰上

令温日二傅之醫心方卷廿一治婦人乳創方第六葉七

婦人陰癢方

地榆二分甘草一分 水煮適寒温洗之良醫心方卷廿一治婦

人陰癢方第十葉十

小兒

療少小腦長頭大顖開不合臂脛小不能勝頭三歲不合

入亂

熨藥方

半夏　芎藭各一兩　細辛二兩　桂心三尺　烏頭十枚

右五味切以淳酒五升（四）漬之晬時溫之以絮熨兒顖門

上朝暮各二■三二十日自強急（外臺卷三十六葉二十五右方末一行卷叔）

治少小齗齒間血出齗皆赤黑色方

取生雀割之以血塗齗上及齒間便愈有驗（醫心方卷廿五）

（治小兒齒間出血方第五十不葉卅四）

師手左持火梡右持刀子正面於北兒向北斗七星主知

一切死生之命屬北斗之君王厶甲病癰句令流行誦三

遍訖禹步就病兒前令視埦中師則唾呵以其持刀剋埦

中兒影急急如律令勿令反顧甚秘驗過病者復取刀子

醫心方卷廿五治小兒癖病方第九十五葉五十二下 葛氏方同之 右方亦出葛氏經之

治小兒卒死方 熱馬矢一丸絞取汁吞兒下喉愈 醫心方卷廿五治小兒卒死方第九十七葉五十三

療小兒疥瘡雄黃膏方

雄黃研 雌黃研各一兩 烏頭一枚 松脂 亂髮各一雞子許 豬脂一升半

右六味和煎之候髮消烏頭色黃黑膏成去滓以敷之熟塗之 外臺卷三十六葉四十三 右方系未詳卷數

治小兒頭面創面上有創日月益甚方

黃連　赤小豆熬分等作屑和猪膏塗之醫心方卷廿五治小兒頭瘡方第□廿六葉廿五又同上治小兒頭面身体瘡方第廿七同

治小兒丹瘡方

以生魚血塗之醫心方卷廿五治小兒丹瘡方第百廿五葉八十五匯明抄治小兒丹瘡方第四十四葉十五

治小兒惡瘡久不差方

燒雞屎〇集成旁注云屎或付之醫心方卷廿五治小兒惡瘡久不差方第百卌四葉七十三

蟲傷

治青蛙蛇螫人方符準案蛙旁注云蛙疑亦非蓋蛙字也外其有青蛙蛇

雄黃干薑末付瘡良醫心方卷十八治青蛙蛇螫人方第卅七葉卅九

青龍湯治中水寒熱方

升麻二兩 龍膽一兩 萎蕤一兩 大青一兩

凡四物㕮咀以水四升煮取二升分作再服不靜復作

加小附子一枚四破之分作三服良

治水中下部創吠洞醫所不能治方

灸窮骨五十壯良 醫心方卷十八治水毒方第五十二 葉五十二

避虵

好麝香內管中帶之 醫心方卷廿六辟虫虵方第廿五 葉三十六下